汉竹编著·健康爱家系列

# 在家做
# 手足按摩

任蒙强/主编

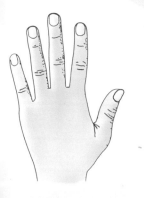

U0363415

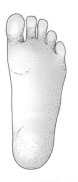

江苏凤凰科学技术出版社
全国百佳图书出版单位
·南京·

# 图书在版编目（CIP）数据

在家做手足按摩 / 任蒙强主编 . — 南京 : 江苏凤凰科学技术出
版社 , 2022.9
（汉竹·健康爱家系列）
ISBN 978-7-5713-2951-8

Ⅰ . ①在… Ⅱ . ①任… Ⅲ . ①手 – 穴位按压疗法②足 – 穴位按
压疗法 Ⅳ . ① R245.9

中国版本图书馆 CIP 数据核字 (2022) 第 088345 号

凤凰汉竹

中国健康生活图书实力品牌

**在家做手足按摩**

| | | |
|---|---|---|
| 主 编 | 任蒙强 | |
| 编 著 | 汉竹 | |
| 责 任 编 辑 | 刘玉锋 黄翠香 | |
| 特 邀 编 辑 | 张 瑜 朱崧岭 郭 搏 | |
| 责 任 校 对 | 仲 敏 | |
| 责 任 监 制 | 刘文洋 | |

| | |
|---|---|
| 出 版 发 行 | 江苏凤凰科学技术出版社 |
| 出版社地址 | 南京市湖南路 1 号 A 楼，邮编 : 210009 |
| 出版社网址 | http://www.pspress.cn |
| 印 刷 | 南京互腾纸制品有限公司 |

| | |
|---|---|
| 开 本 | 720 mm × 1 000 mm 1/16 |
| 印 张 | 11 |
| 字 数 | 220 000 |
| 版 次 | 2022 年 9 月第 1 版 |
| 印 次 | 2022 年 9 月第 1 次印刷 |

| | |
|---|---|
| 标 准 书 号 | ISBN 978-7-5713-2951-8 |
| 定 价 | 39.80 元 |

图书如有印装质量问题，可向我社印务部调换。

# 导读

能通过简单的手足按摩缓解身体的不适吗?

能通过反射区了解身体健康状况吗?

常用的反射区找不准怎么办?

……

双手帮助我们做各种事情,双足支撑我们的身体,帮助我们走到想去的地方。除此之外,手部、足部还有许多的反射区和穴位,进行手足按摩能够缓解身体的不适,祛病强身。而且,手足按摩更加易于操作,自己在家就可以轻松按摩。

本书对手部、足部的反射区和要穴进行了归纳总结,还详细解析了找穴方法和穴位功效,让我们在缓解病痛时,能更精准地找对穴位和反射区,手法更有针对性,从而增强疗效,轻松解决身体的常见问题。本书还介绍了常见小病小痛的对症按摩方法,专家教你对症按摩,缓解不适,改善身体状况。身体不舒服的时候,对症按一按,不适就能有所好转。希望这本书能成为您的"私人医生",帮助您守护身体健康。

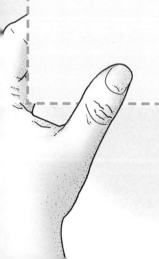
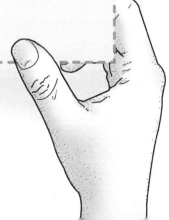

# 目录

## 第一章
## 手、足蕴藏大药房

# 第二章
# 手、足是身体健康的"镜子"

# 第三章
# 闲时按按手，不疲劳精力好

# 第四章
# 睡前做足疗，解压又助眠

# 第五章
# 手足按摩方，四季都健康

# 第六章
## 远离常见病，
## 摆脱亚健康

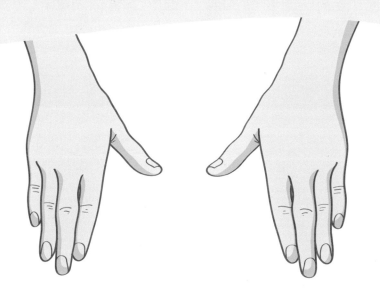

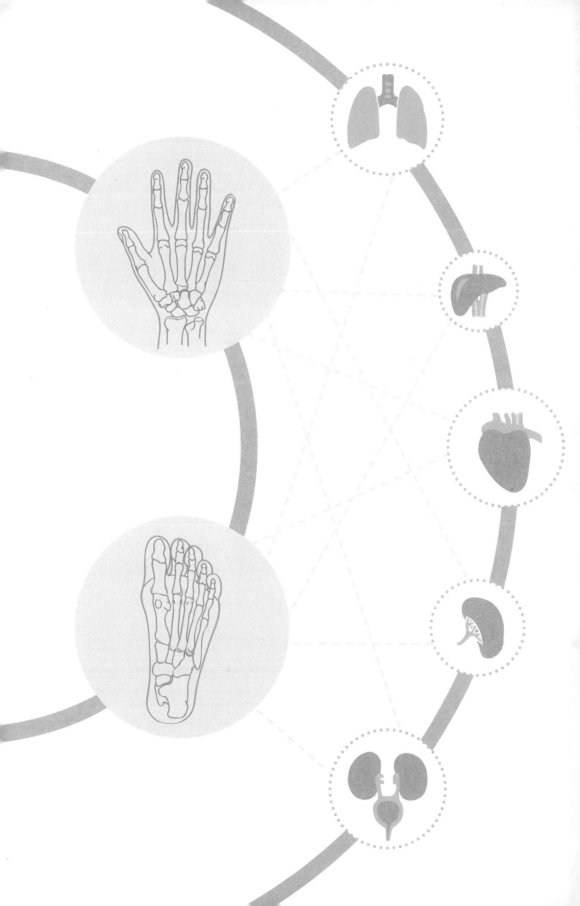

# 第一章
# 手、足蕴藏大药房

中医认为，人的手部、足部分布着五脏六腑对应
的反射区，刺激反射区能够起到调理对应脏腑生理
功能的作用。另外，手部、足部还分布着一些常用
的经络腧穴，刺激穴位能够疏通经络，促进全身
气血循环。闲时不妨做一做手足按摩，以激发
人体强大的自愈力。

# 按按手，调百病

　　根据中医理论，人的手部分布着胸腔、腹腔中各脏腑器官的反射区，可以反映内部脏腑器官的健康状况。根据中医经络原理，经络联系人体的内外表里，将内部脏腑与外部体表相联通。人体共有 12 条经脉，其中有 6 条经脉都行经手部，即手太阳小肠经、手少阳三焦经、手阳明大肠经、手太阴肺经、手厥阴心包经、手少阴心经。因此，对手部的反射区和经络腧穴进行适当、良性的刺激，能够由外而内调理各脏腑器官的生理功能。

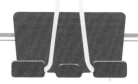

## 随手可得的手部按摩工具

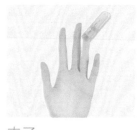

夹子

　　用夹子夹住某个反射区、穴位或疼痛部位，可达到同捏法一样的按摩效果，但应避免在同一部位夹的时间过长。

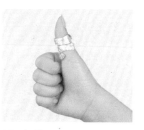

按摩指环

　　将手指穿过按摩指环，按压反射区或穴位。

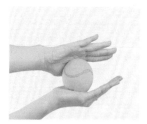

小球

　　用手掌夹住小球，来回在掌心做运动，可以刺激手部反射区和穴位。

## 手部按摩禁忌

**1** 手部皮肤有创伤、感染或者患有皮肤病的人不可进行按摩，比如湿疹、烫伤以及一些开放性伤口等。

**2** 手部有骨科疾病的患者不宜按摩，比如骨折、关节脱位、骨关节结核、骨肿瘤、骨髓炎等。

**3** 孕妇不可刺激合谷穴，以免对胎儿不利。

**4** 患有某种传染性疾病的患者不宜按摩，比如肝炎、结核等。

**5** 患有精神病的患者不宜按摩。

**6** 各种急症患者不宜按摩，比如急性阑尾炎、胃穿孔、急性中毒等。

**7** 沐浴后、剧烈运动后、饮酒后、高热时，均不宜进行按摩。

**8** 在过饥、过饱或过度疲劳时不宜做按摩，饭前、饭后1小时内不做按摩。

**9** 在大怒、大喜、大悲、大恐的情况下不宜立即按摩，应在情绪平静后再进行按摩。

# 手掌反射区

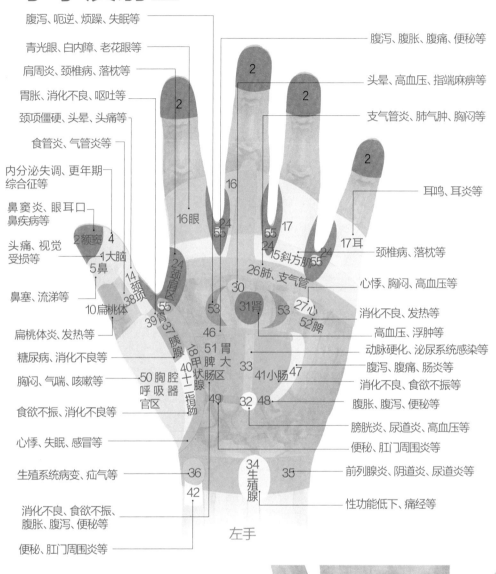

腹泻、呃逆、烦躁、失眠等

青光眼、白内障、老花眼等

肩周炎、颈椎病、落枕等

胃胀、消化不良、呕吐等

颈项僵硬、头晕、头痛等

食管炎、气管炎等

内分泌失调、更年期综合征等

鼻窦炎、眼耳口鼻疾病等

头痛、视觉受损等

鼻塞、流涕等

扁桃体炎、发热等

糖尿病、消化不良等

胸闷、气喘、咳嗽等

食欲不振、消化不良等

心悸、失眠、感冒等

生殖系统病变、疝气等

消化不良、食欲不振、腹胀、腹泻、便秘等

便秘、肛门周围炎等

腹泻、腹胀、腹痛、便秘等

头晕、高血压、指端麻痹等

支气管炎、肺气肿、胸闷等

耳鸣、耳炎等

颈椎病、落枕等

心悸、胸闷、高血压等

消化不良、发热等

高血压、浮肿等

动脉硬化、泌尿系统感染等

腹泻、腹痛、肠炎等

消化不良、食欲不振等

腹胀、腹泻、便秘等

膀胱炎、尿道炎、高血压等

便秘、肛门周围炎等

前列腺炎、阴道炎、尿道炎等

性功能低下、痛经等

2额窦　4　1大脑　5鼻　14颈　38项　10扁桃体　39胃37胰腺　18甲状腺　40十二指肠　50胸腔呼吸器官区　49　36　42　16眼　16　24　55肩区　55　53　46　51胃　33　41小肠　47　31肾　30　52脾　27心　53　48　32　34生殖腺　35

左手

4垂体
30肾上腺
32膀胱
33输尿管
35前列腺、子宫、阴道、尿道
36腹股沟

38食管、气管
42肛门
46横结肠
47降结肠
48乙状结肠
49肛管
53腹腔神经丛

右手

肝炎、肝硬化、腹胀、眩晕、眼病、脾气暴躁等

胆囊炎、厌食、消化不良、胃肠功能紊乱等

便秘、肠炎、腹泻等

下腹胀、腹痛等

腹胀、腹泻、消化不良等

28肝
29胆囊
45升结肠
44回盲瓣
43盲肠（阑尾）

注：心、脾、降结肠等反射区只有左手掌有；肝、胆囊、升结肠、回盲瓣、盲肠（阑尾）等反射区只有右手掌有；其余反射区两手掌均有，左右对称。

# 手背反射区

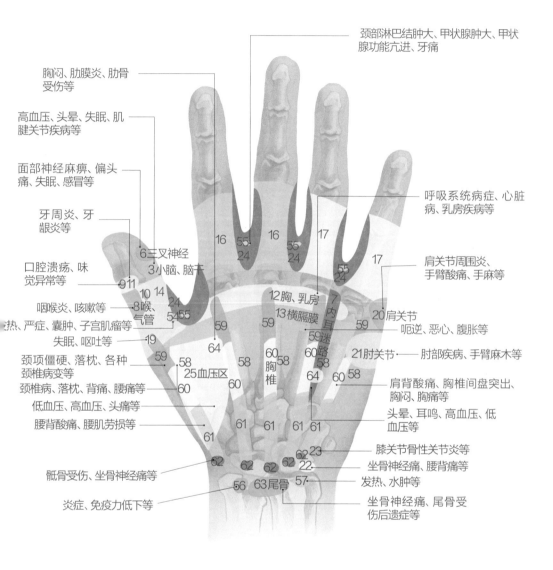

颈部淋巴结肿大、甲状腺肿大、甲状腺功能亢进、牙痛

胸闷、肋膜炎、肋骨受伤等

高血压、头晕、失眠、肌腱关节疾病等

面部神经麻痹、偏头痛、失眠、感冒等

牙周炎、牙龈炎等

口腔溃疡、味觉异常等

咽喉炎、咳嗽等

热、严症、囊肿、子宫肌瘤等

失眠、呕吐等

颈项僵硬、落枕、各种颈椎病变等

颈椎病、落枕、背痛、腰痛等

低血压、高血压、头痛等

腰背酸痛、腰肌劳损等

骶骨受伤、坐骨神经痛等

炎症、免疫力低下等

呼吸系统病症、心脏病、乳房疾病等

肩关节周围炎、手臂酸痛、手麻等

呃逆、恶心、腹胀等

肘关节 肘部疾病、手臂麻木等

肩背酸痛、胸椎间盘突出、胸闷、胸痛等

头晕、耳鸣、高血压、低血压等

膝关节骨性关节炎等

坐骨神经痛、腰背痛等

发热、水肿等

坐骨神经痛、尾骨受伤后遗症等

6三叉神经
3小脑、脑干
9 11
10 14
8喉 24
气管 54 55
19
59
64
12胸、乳房
13横膈膜
7内耳迷路
20肩关节
21肘关节
16 55 16 17 55 17
24 24 24
58
胸椎
25血压区
60
61 61 61 61
62 62 62 22 23
56 63尾骨 57

| 9舌 | 23膝关节 | 58脊柱 |
|---|---|---|
| 10扁桃体 | 54胸腺淋巴结 | 59颈椎 |
| 11上、下颌 | 55头颈淋巴结 | 61腰椎 |
| 19甲状旁腺 | 56下身淋巴结 | 62骶骨 |
| 22髋关节 | 57上身淋巴结 | 64肋骨 |

注：左右手背反射区相同。

# 手掌反射点及常用穴位

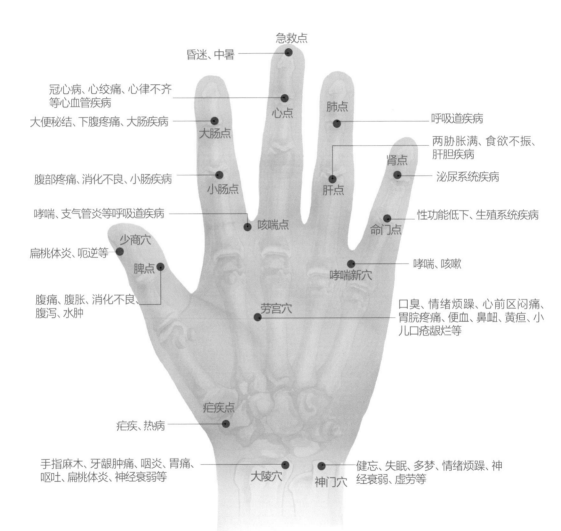

急救点
昏迷、中暑

冠心病、心绞痛、心律不齐
等心血管疾病

心点

肺点

呼吸道疾病

大便秘结、下腹疼痛、大肠疾病

大肠点

两肋胀满、食欲不振、
肝胆疾病

肾点

泌尿系统疾病

腹部疼痛、消化不良、小肠疾病

小肠点

肝点

哮喘、支气管炎等呼吸道疾病

咳喘点

性功能低下、生殖系统疾病

命门点

少商穴

扁桃体炎、呃逆等

脾点

哮喘新穴

哮喘、咳嗽

腹痛、腹胀、消化不良、
腹泻、水肿

劳宫穴

口臭、情绪烦躁、心前区闷痛、
胃脘疼痛、便血、鼻衄、黄疸、小
儿口疮龈烂等

疟疾点

疟疾、热病

手指麻木、牙龈肿痛、咽炎、胃痛、
呕吐、扁桃体炎、神经衰弱等

大陵穴

神门穴

健忘、失眠、多梦、情绪烦躁、神
经衰弱、虚劳等

# 手背反射点及常用穴位

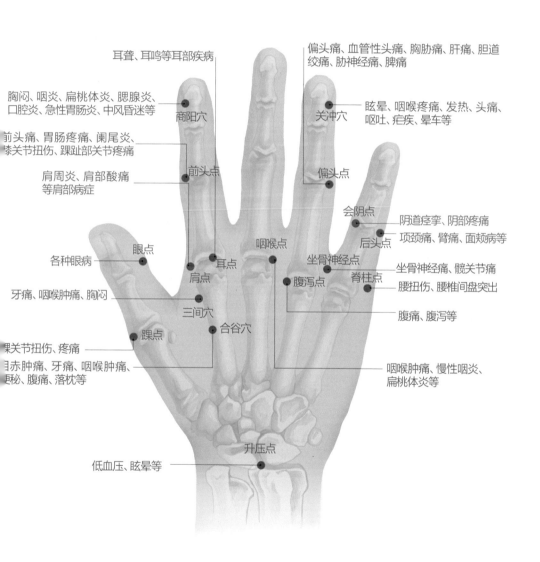

耳聋、耳鸣等耳部疾病

胸闷、咽炎、扁桃体炎、腮腺炎、口腔炎、急性胃肠炎、中风昏迷等

商阳穴

前头痛、胃肠疼痛、阑尾炎、膝关节扭伤、踝趾部关节疼痛

前头点

肩周炎、肩部酸痛等肩部病症

眼点

各种眼病

牙痛、咽喉肿痛、胸闷

三间穴

踝关节扭伤、疼痛

目赤肿痛、牙痛、咽喉肿痛、便秘、腹痛、落枕等

踝点

合谷穴

肩点

耳点

咽喉点

偏头痛、血管性头痛、胸胁痛、肝痛、胆道绞痛、肋神经痛、脾痛

关冲穴

眩晕、咽喉疼痛、发热、头痛、呕吐、疟疾、晕车等

偏头点

会阴点

阴道痉挛、阴部疼痛

后头点

项颈痛、臂痛、面颊病等

坐骨神经点

坐骨神经痛、髋关节痛

脊柱点

腰扭伤、腰椎间盘突出

腹泻点

腹痛、腹泻等

咽喉肿痛、慢性咽炎、扁桃体炎等

升压点

低血压、眩晕等

# 手部尺侧全息穴位

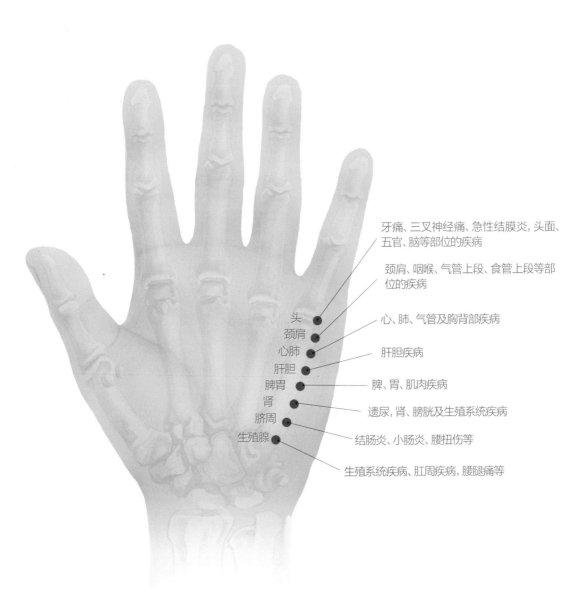

牙痛、三叉神经痛、急性结膜炎,头面、五官、脑等部位的疾病

颈肩、咽喉、气管上段、食管上段等部位的疾病

心、肺、气管及胸背部疾病

肝胆疾病

脾、胃、肌肉疾病

遗尿,肾、膀胱及生殖系统疾病

结肠炎、小肠炎、腰扭伤等

生殖系统疾病、肛周疾病,腰腿痛等

头
颈肩
心肺
肝胆
脾胃
肾
脐周
生殖腺

# 手部桡侧全息穴位

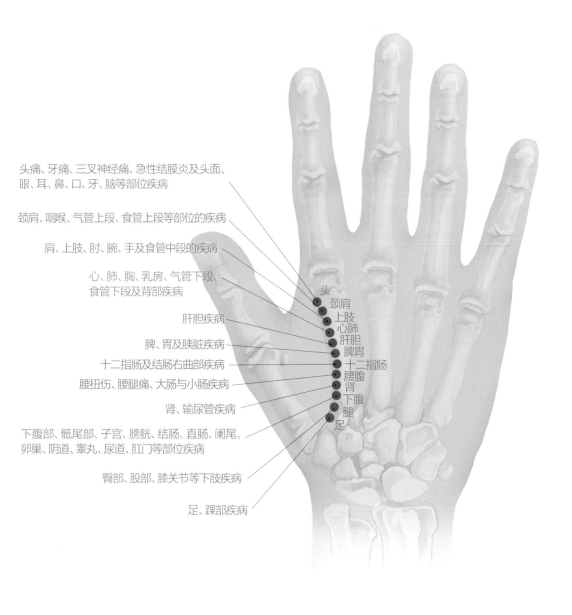

头痛、牙痛、三叉神经痛、急性结膜炎及头面、
眼、耳、鼻、口、牙、脑等部位疾病

颈肩、咽喉、气管上段、食管上段等部位的疾病

肩、上肢、肘、腕、手及食管中段的疾病

心、肺、胸、乳房、气管下段、
食管下段及背部疾病

肝胆疾病

脾、胃及胰脏疾病

十二指肠及结肠右曲部疾病

腰扭伤、腰腿痛、大肠与小肠疾病

肾、输尿管疾病

下腹部、骶尾部、子宫、膀胱、结肠、直肠、阑尾、
卵巢、阴道、睾丸、尿道、肛门等部位疾病

臀部、股部、膝关节等下肢疾病

足、踝部疾病

头
颈肩
上肢
心肺
肝胆
脾胃
十二指肠
腰腹
肾
下腹
腿
足

# 做足疗，抗衰老

根据中医全息理论，足部不同的反射区反映了对应脏腑器官的健康状况，是人体健康的"晴雨表"。根据中医经络原理，人体的经络系统将脏腑组织器官联系为一个有机整体，双足通过经络系统与人体各脏腑器官相联系，而 12 条经脉中有 6 条都是从足部经过的，即足太阴脾经、足少阴肾经、足厥阴肝经、足阳明胃经、足太阳膀胱经、足少阳胆经。对足部反射区和穴位进行刺激，可疏通经络、调和气血，调理脏腑的生理功能。

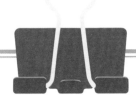

## 随手可得的足部按摩工具

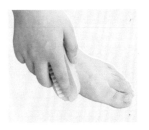

浴刷

　　用浴刷进行按摩，可同时刺激多个穴位，可快速敲打，也可按住不动，持续刺激反射区或穴位，力度要适宜，以免将皮肤划破。

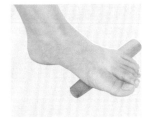

木棍

　　将木棍放于地上，脚放于木棍上面来回滚动，可以刺激足底反射区或穴位，达到按摩的效果。

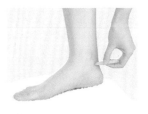

牙签

　　将 10 根左右的牙签用小皮筋捆成一束，用尖的那端点按刺激反射区或穴位。

## 足部按摩禁忌

**1**

饭后 1 小时内不宜按摩，空腹时也不宜进行按摩。在同一部位上连续按摩刺激，一般不应超过 5 分钟。

**2**

用手指按摩时要先将指甲剪短；用其他工具刺激时，应注意工具表面光滑无刺，以免损伤皮肤。

**3**

按摩时应避开骨骼突起部位，以免损伤骨膜。老人骨骼变脆、关节僵硬，儿童皮肤细嫩，按摩时均不可用力过大。

**4**

有各种严重出血状况的患者不宜做足部按摩，比如尿血、便血、呕血、咯血等。

**5**

按摩后由于毛细血管处于扩张状态，所以体温会稍有升高，因此，按摩后不要用冷水清洗或用冷毛巾擦拭按摩部位。最好用温水洗脚，平时也要注意双脚的保暖。

# 足底反射区及常用穴位

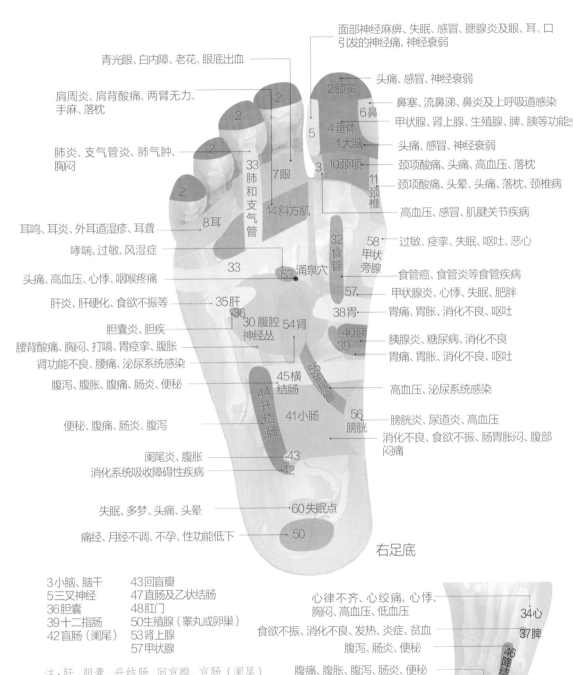

面部神经麻痹、失眠、感冒、腮腺炎及眼、耳、口引发的神经痛, 神经衰弱

青光眼、白内障、老花、眼底出血

头痛、感冒、神经衰弱

肩周炎、肩背酸痛、两臂无力、手麻、落枕

鼻塞、流鼻涕、鼻炎及上呼吸道感染

甲状腺、肾上腺、生殖腺、脾、胰等功能

肺炎、支气管炎、肺气肿、胸闷

头痛、感冒、神经衰弱

颈项酸痛、头痛、高血压、落枕

颈项酸痛、头晕、头痛、落枕、颈椎病

耳鸣、耳炎、外耳道湿疹、耳聋

高血压、感冒、肌腱关节疾病

哮喘、过敏、风湿症

过敏、痉挛、失眠、呕吐、恶心

头痛、高血压、心悸、咽喉疼痛

食管癌、食管炎等食管疾病

肝炎、肝硬化、食欲不振等

甲状腺炎、心悸、失眠、肥胖

胆囊炎、胆疾

胃痛、胃胀、消化不良、呕吐

腰背酸痛、胸闷、打嗝、胃痉挛、腹胀

胰腺炎、糖尿病、消化不良

肾功能不良、腰痛、泌尿系统感染

胃痛、胃胀、消化不良、呕吐

腹泻、腹胀、腹痛、肠炎、便秘

高血压、泌尿系统感染

膀胱炎、尿道炎、高血压

便秘、腹痛、肠炎、腹泻

消化不良、食欲不振、肠胃胀闷、腹部闷痛

阑尾炎、腹胀

消化系统吸收障碍性疾病

失眠、多梦、头痛、头晕

痛经、月经不调、不孕、性功能低下

**右足底**

2 额窦
6 鼻
4 垂体
1 大脑
5
3
10 颈项
11 颈椎
7 眼
14 斜方肌
33 肺和支气管
8 耳
32 食管
58 甲状旁腺
57
38 胃
40 脾
39
35 肝
36
30 腹腔神经丛
54 肾
53 涌泉穴
55 输尿管
45 横结肠
44 升结肠
41 小肠
56 膀胱
43
42
60 失眠点
50

3 小脑、脑干
5 三叉神经
36 胆囊
39 十二指肠
42 盲肠 (阑尾)

43 回盲瓣
47 直肠及乙状结肠
48 肛门
50 生殖腺 (睾丸或卵巢)
53 肾上腺
57 甲状腺

注:肝、胆囊、升结肠、回盲瓣、盲肠 (阑尾)
反射区只在右足底反射区有;心、脾、降结肠、
直肠及乙状结肠、肛门等反射区只在左足底
有。除此以外, 双脚反射区相同。

心律不齐、心绞痛、心悸、胸闷、高血压、低血压

34 心

食欲不振、消化不良、发热、炎症、贫血

37 脾

腹泻、肠炎、便秘

46 降结肠

腹痛、腹胀、腹泻、肠炎、便秘

便秘、脱肛、痔疮

48 47

**左足底**

# 足背反射区及常用穴位

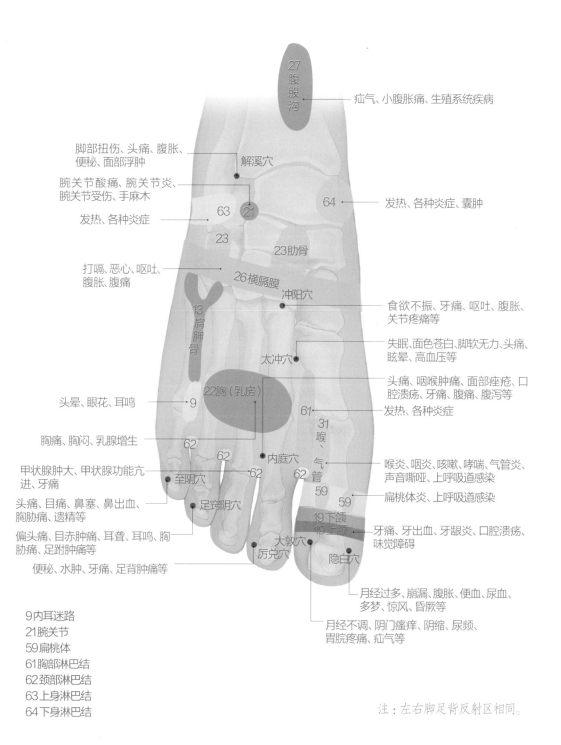

27腹股沟 — 疝气、小腹胀痛、生殖系统疾病

脚部扭伤、头痛、腹胀、便秘、面部浮肿 — 解溪穴

腕关节酸痛、腕关节炎、腕关节受伤、手麻木

发热、各种炎症

63 21

23

23肋骨

64 — 发热、各种炎症、囊肿

打嗝、恶心、呕吐、腹胀、腹痛 — 26横膈膜

冲阳穴 — 食欲不振、牙痛、呕吐、腹胀、关节疼痛等

13肩胛骨

太冲穴 — 失眠、面色苍白、脚软无力、头痛、眩晕、高血压等

头痛、咽喉肿痛、面部痤疮、口腔溃疡、牙痛、腹痛、腹泻等

头晕、眼花、耳鸣 — 9

22胸（乳房）

61 — 发热、各种炎症

31喉、气管 59

胸痛、胸闷、乳腺增生

62

62

内庭穴

甲状腺肿大、甲状腺功能亢进、牙痛 — 至阴穴

62

62

59 — 喉炎、咽炎、咳嗽、哮喘、气管炎、声音嘶哑、上呼吸道感染

59 — 扁桃体炎、上呼吸道感染

头痛、目痛、鼻塞、鼻出血、胸胁痛、遗精等 — 足窍阴穴

19下颌
19上颌 — 牙痛、牙出血、牙龈炎、口腔溃疡、味觉障碍

偏头痛、目赤肿痛、耳聋、耳鸣、胸胁痛、足趾肿痛等

大敦穴
厉兑穴

隐白穴

便秘、水肿、牙痛、足背肿痛等

月经过多、崩漏、腹胀、便血、尿血、多梦、惊风、昏厥等

月经不调、阴门瘙痒、阴缩、尿频、胃脘疼痛、疝气等

9内耳迷路
21腕关节
59扁桃体
61胸部淋巴结
62颈部淋巴结
63上身淋巴结
64下身淋巴结

注：左右脚足背反射区相同。

# 足内侧反射区及常用穴位

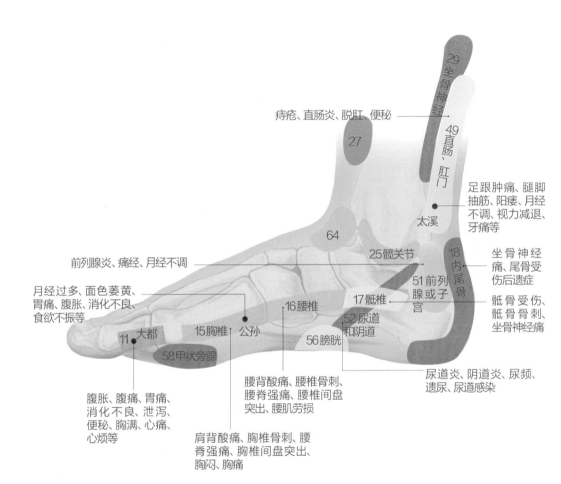

痔疮、直肠炎、脱肛、便秘

29 坐骨神经

49 直肠、肛门

27

足跟肿痛、腿脚抽筋、阳痿、月经不调、视力减退、牙痛等

太溪

64

25髋关节

前列腺炎、痛经、月经不调

18 内尾骨

坐骨神经痛、尾骨受伤后遗症

月经过多、面色萎黄、胃痛、腹胀、消化不良、食欲不振等

51 前列腺或子宫

17骶椎

骶骨受伤、骶骨骨刺、坐骨神经痛

16腰椎

大都

15胸椎

公孙

11

52尿道和阴道

56膀胱

58甲状旁腺

尿道炎、阴道炎、尿频、遗尿、尿道感染

腹胀、腹痛、胃痛、消化不良、泄泻、便秘、胸满、心痛、心烦等

腰背酸痛、腰椎骨刺、腰脊强痛、腰椎间盘突出、腰肌劳损

肩背酸痛、胸椎骨刺、腰脊强痛、胸椎间盘突出、胸闷、胸痛

11颈椎
27腹股沟
64下身淋巴结

注：左右脚内外侧反射区相同。

# 足外侧反射区及常用穴位

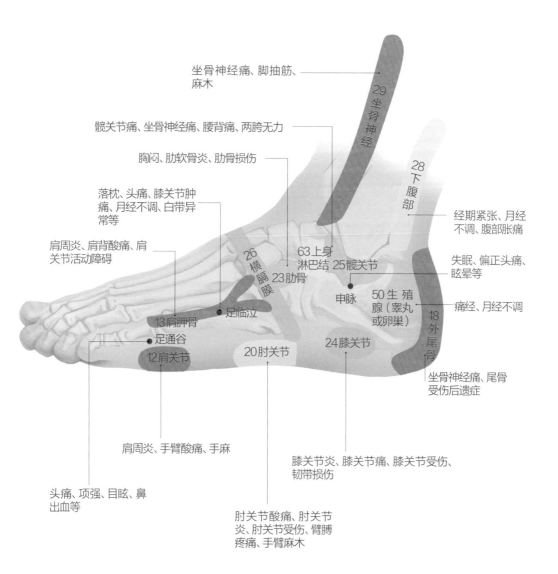

坐骨神经痛、脚抽筋、麻木

髋关节痛、坐骨神经痛、腰背痛、两胯无力

胸闷、肋软骨炎、肋骨损伤

落枕、头痛、膝关节肿痛、月经不调、白带异常等

肩周炎、肩背酸痛、肩关节活动障碍

29 坐骨神经

28 下腹部

经期紧张、月经不调、腹部胀痛

失眠、偏正头痛、眩晕等

26 横膈膜

63 上身淋巴结

23 肋骨

25 髋关节

申脉

50 生殖腺（睾丸或卵巢）

13 肩胛骨

足临泣

足通谷

12 肩关节

20 肘关节

24 膝关节

痛经、月经不调

18 外尾骨

坐骨神经痛、尾骨受伤后遗症

肩周炎、手臂酸痛、手麻

膝关节炎、膝关节痛、膝关节受伤、韧带损伤

头痛、项强、目眩、鼻出血等

肘关节酸痛、肘关节炎、肘关节受伤、臂膊疼痛、手臂麻木

# 手部、足部常用按摩手法

| 按摩手法 | | 手法要领 | 注意事项 |
|---|---|---|---|
| 按法 | | 用拇指指尖或指腹垂直平压反射区或穴位。着力部位要紧贴按摩部位皮肤表面，用力由轻渐重，维持3~5秒后逐渐抬起，反复操作5~6次 | 用力不宜过重，力度宜稳而持久，按压频率、力度要均匀。本法适用于手部大部分反射区，常与揉法结合使用 |
| 揉法 | | 用拇指指腹在相应的反射区做圆形旋转按揉 | 按揉的方向一般是从左向右旋转，适用于大部分反射区 |
| 拔法 | | 先固定相应关节一端，再用拉伸、牵引的动作牵拉另一端 | 操作时两手用力应适度，速度要均匀，不可强拉硬牵，应沿关节连线纵轴线操作。适用于手指关节、掌指关节及腕关节部位 |
| 擦法 | | 以手指或手掌大、小鱼际及掌根部附着于手、足的一定部位，紧贴皮肤进行往返、快速的直线运动 | 使用擦法时腕关节自然伸直，前臂与手近于水平。指擦时指端可微微下按，以肩关节为支点，上臂主动带动指掌进行往返直线移动 |
| 点法 | | 用拇指的指腹在相应的反射区上用力向下点按，或用食指关节的骨突对相应反射区进行点按 | 手法力度以感到舒适或能耐受为准。力度不宜太大，也不宜太小 |

（续表）

| 按摩手法 | 手法要领 | 注意事项 |
|---|---|---|
| 掐法 | 用手指顶端指甲缘重刺激穴区。一般多用拇指顶端及桡侧指甲缘施力，也可用拇指与其余各指顶端指甲缘相对夹持穴区施力 | 掐至需要深度后持续10秒左右，松后再掐，反复操作3~5次。注意操作时切忌滑动，以防掐破皮肤。多用于掌指关节结合部及掌骨间缝隙等部位 |
| 推法 | 用指掌、单指、多指及掌根、大小鱼际着力于一定部位，单向直线移动 | 操作时要求紧贴受力部位，用力稳健，速度缓慢均匀，在同一层次上推动。本法适用于带状反射区 |

# 手部、足部简易取穴方法

| 取穴长度 | | 取穴方法 | 适宜部位 |
|---|---|---|---|
| 1 寸 | | 被按摩者本人的拇指中节的宽度为1寸 | 适用于四肢部取穴 |
| | | 被按摩者本人的中指中节屈曲时，内侧两端纹头之间也为1寸 | 适用于四肢部腧穴的纵向比量 |
| 1.5 寸 | | 被按摩者本人的食指、中指并拢，以中指中节横纹处为准，其宽度为1.5寸 | 适用于四肢部取穴 |
| 3 寸 | | 被按摩者本人的食指、中指、无名指及小指四指并拢，以中指中节横纹处为准，四指的宽度为3寸 | 适用于四肢部取穴 |

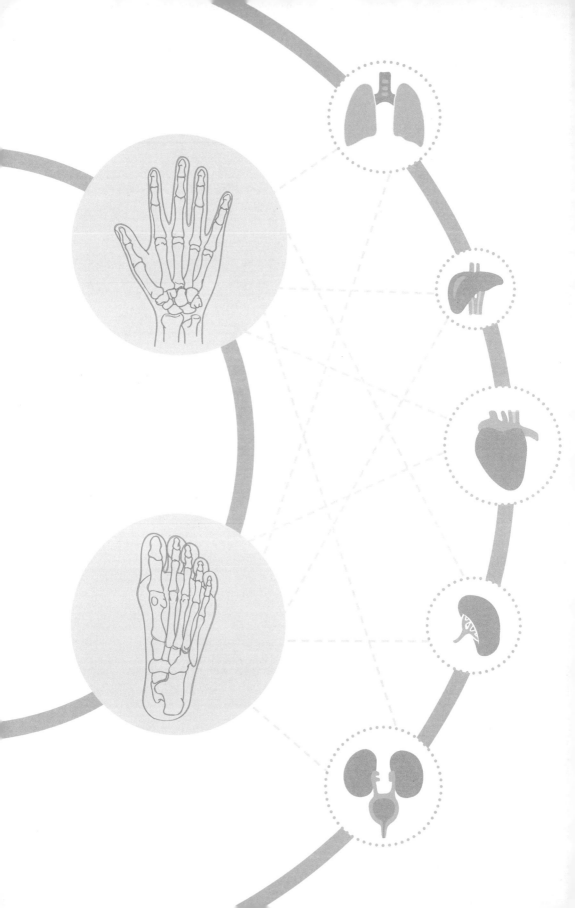

# 第二章
# 手、足是身体健康
# 的"镜子"

手部、足部存在着许多与人体内在脏腑器官对应的

反射区，能够反映不同脏腑器官的健康状况。因此，

通过观察手部、足部的反射区可以判断内在脏

腑器官是否出了问题。本章带你了解反射

区变化与内在脏腑器官的关系，教

你观手足、知健康。

# 心脑血管健康自测表

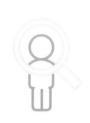

　　心脑血管疾病指心脏血管、脑血管发生病变。常见的心血管疾病有冠心病、心肌缺血等；常见的脑血管疾病有脑出血、脑栓塞等。心脑血管疾病是目前患病率较高的一类疾病，不容忽视。

| 手部表现及对应症状 | | 足部表现及对应症状 | |
|---|---|---|---|
| | 用拇指按压左手心反射区，如果异常疼痛，且伴有手掌出汗、手指伸不直的情况，需要警惕心脏功能是否衰退 | | 观察脚趾甲，如果颜色青紫，可能是循环系统出现障碍，需要警惕心血管病 |
| | 指甲短小，且略带暗红色，提示血压升高的可能性较大 | | 如果脚趾关节僵硬，应注意预防心脑系统病变 |
| | 指甲短小，且已呈现暗红色，易患心脏病、脑血栓、脑出血等病症 | | 用手揉捏，如果脚趾甲麻木无感觉，需要警惕心血管疾病 |

（续表）

| 手部表现及对应症状 | | 足部表现及对应症状 | |
|---|---|---|---|
| | 冠心病或心绞痛患者指甲多青紫或出现黑红色瘀斑 | | 脚趾甲透裂、直贯甲顶，有可能是中风的先兆 |
| | 掌色鲜红，手掌各丘隆起，需要警惕高脂血症 | | 双脚大脚趾趾腹有出血点，如果不是外伤，多见于脑血管脆弱，有出血的可能 |
| | 掌色鲜红，掌面肌肉平坦，提示可能患有高血压，且伴有心律失常等异常症状 | | 用拇指按压左脚的心反射区，如果出现异常疼痛，提示心脏功能可能出现减退 |
| | 手部温度常年偏低，往往提示人体末梢循环有障碍，易患动脉硬化、心功能不全、糖尿病、高脂血症等病症 | | 大脚趾发黄或发白，掌垫增厚，纹理磨蚀严重，常见于高血压、高脂血症、脂肪肝等病症 |

# 呼吸系统健康自测表

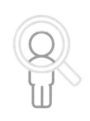

呼吸系统负责人体与外界的气体交换，包括鼻、咽、喉、气管、支气管及肺等器官。呼吸系统的功能主要为吸入氧气，呼出二氧化碳，使血液得以与外界进行氧气和二氧化碳的气体交换。

| 手部表现及对应症状 | 足部表现及对应症状 |
|---|---|
| 指甲半月痕发青，提示呼吸系统可能有问题，容易患心血管疾病 | 脚趾甲变紫，有可能是心肺功能异常的征兆 |
| 肺、支气管反射区压痛，提示肺功能可能衰退，易出现呼吸困难、口干、多痰等症状 | 按压肺和支气管反射区，如果压痛明显，提示呼吸系统可能出现问题 |
| 拇指根部下方出现许多细纹，并且按压有痛感，可能是呼吸器官衰弱的征兆 | 按压肺和支气管反射区，如果足部出现痉挛，提示可能患有哮喘 |

（续表）

| 手部表现及对应症状 | | 足部表现及对应症状 | |
|---|---|---|---|
| | 掌色苍白，青筋暴露且指端发凉，常见于感冒引发的肺部疾病 | | 大脚趾根部有硬块，足根部及足内弓侧中部有硬块，提示可能患有咽喉部恶性肿瘤 |
| | 指甲很薄、有横沟，小指弯曲且关节处有青筋暴出，提示可能患有肺结核病 | | 脚趾甲出现纵纹，表示过度疲劳，可能患有呼吸系统方面的疾病 |
| | 大鱼际上部颜色发红，多见于上呼吸道炎症，如急性咽喉炎、扁桃体炎、支气管炎、口舌溃疡等 | | 双脚大脚趾中间部分细、关节突出的人，可能为先天性呼吸器官衰弱，注意预防呼吸系统疾病 |
| | 肺、支气管反射区出现明显的白色，提示可能肺气不足，常见于呼吸失常、胸闷气短、哮喘等症 | | 脚趾甲呈汤匙形的人，易患结核病，也可能是甲癣、甲状腺功能亢进的表现 |
| | 肺、支气管区凸起，有黄色斑点，边缘不清，无光泽，提示肺部可能已发生病变 | | 足背部出现水肿，提示可能患有胸膜炎 |

# 肝、胆健康自测表

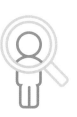

　　肝脏是身体的代谢器官，具有代谢、分泌、解毒等生理功能。胆囊是位于右方肋骨下肝脏后方的梨形囊袋构造（肝的胆囊窝内），有浓缩和储存胆汁的作用。

| 手部表现及对应症状 | | 足部表现及对应症状 | |
|---|---|---|---|
| | 指甲下窄上宽，指端成弧形，需要警惕胆囊炎、肝病等 | | 如果右脚的肝反射区出现压痛，提示肝脏可能发生病变，易出现下腹肿胀、抑郁、乏力、怕冷等症状 |
| | 如果每个指甲都是前端有光泽，根部毛糙无光，可能患有慢性气管炎和胆囊炎；如果只有部分指甲光泽不均，提示体内可能存在某些慢性损害和炎症 | | 脚趾甲动摇松脱为肝病血虚的表现，脚趾甲紧扣嵌入肉里为肝气淤滞的表现 |
| | 如果手掌呈黄色，需警惕肝胆方面的疾病 | | 右扁平足者需警惕肝脏、胆囊疾病 |

（续表）

| 手部表现及对应症状 | 足部表现及对应症状 |
|---|---|
| 小鱼际处发红、色深，被称为"肝掌"，需要警惕肝硬化 | 脚掌色青，多为肝郁气滞、血淤、静脉曲张的表现 |
| 指甲常嵌入肉里或呈勺形，或手指末端偏粗偏大，提示肝功能可能有异常 | 双脚大脚趾柔软肥胖，趾腹呈山型凸凹不平，提示可能患有肝炎 |
| 若用手指按压右手肝反射区，有胀痛点，提示肝脏可能已经发生病变 | 右脚大脚趾上翘，可能为肝功能异常的征兆；右脚大脚趾肿胀，可能为肝脏肿大征兆；右脚大脚趾腹尖端有硬结节，可能为肝硬化征兆 |
| 右手拇指与食指之间的掌蹼处，有明显的胀痛点，提示肝脏可能已发生病变 | 右脚大脚趾趾腹尖端坚硬，第4足趾根部有硬块，需要警惕肝部恶性疾病 |
| 右手胆囊反射区有轻度压痛和叩击痛，提示可能患有慢性胆囊炎 | 双足底颜色呈绿黄色，且色素沉着，提示可能患有肝胆器官疾病 |

# 消化系统健康自测表

　　人体的消化系统由消化道和消化腺两大部分组成。消化系统的功能是消化食物，吸收养料、水分和无机盐，并排出残渣。人体消化系统各器官协调合作，把从外界摄取的食物进行物理性、化学性的消化，吸收营养物质，并将食物残渣排出体外，从而保证人体新陈代谢的正常进行。

| 手部表现及对应症状 | | 足部表现及对应症状 | |
|---|---|---|---|
| | 指甲较长、中间明显突起、四周内曲，形状犹如百合片。这类指甲多见于女性，需警惕消化系统疾病 | <br>胃<br>十二指肠<br>横结肠<br>小肠 | 双脚底胃、十二指肠、横结肠、小肠反射区有压痛感，并可在皮下摸到结节时，提示人体脾胃功能可能衰退，易出现腹胀、多汗、口腔溃疡、恶心等症状 |
| | 指甲上出现黄色细点，提示可能患有消化系统方面的疾病 | | 从侧面看，如果第2、3趾的关节曲起，表示可能患有胃肠疾病 |
| | 指甲上出现黑色斑点，轻者可能为操劳过度、营养不良；重者可能是胃部疾病、子宫疾病的先兆 | | 黄趾甲，可能为黄疸型肝炎、肾病综合征、甲状腺功能减退等疾病的征兆 |

（续表）

| 手部表现及对应症状 | 足部表现及对应症状 |
|---|---|
| 如果双手胃脾大肠区反射区有压痛感，提示胃肠可能有问题，易出现肩痛、牙痛、便秘、头痛等症状 | 右脚大脚趾尖端（肉球的顶端）像笔尖样并发硬，提示脾胃可能已虚弱 |
| 大鱼际处青筋鼓起，多为脾胃虚寒，易腹泻。若是急性腹泻，则青筋鼓起更为明显 | 双足第1,2趾趾关节不能做屈曲动作，提示可能患有胃部疾病 |
| 大鱼际处颜色偏红，多为胃中有热，可能常有便秘的症状 | 双足内侧脊椎反射区处有明显的蓝色毛细血管丛出现，提示胃肠功能可能已紊乱 |
| 指甲，尤其拇指和食指的指甲呈浅黑色，提示消化系统可能有问题 | 足部皮肤出现干瘪、皱褶，提示可能出现新陈代谢紊乱、胃肠功能差、内分泌失调 |
| 指甲常暗淡、无光泽，提示胃肠可能不健康 | 右脚大脚趾的趾腹部长茧，提示可能存在胃功能失调 |

# 泌尿生殖系统健康自测表

泌尿生殖系统是泌尿系统和生殖系统的统称，包括所有泌尿器官和生殖器官。泌尿器官的主要功能是排泄，生殖器官有繁衍后代的作用。这两个器官属于同源器官，在功能上有所联系，某些疾病的发生会同时涉及两者。

| 手部表现及对应症状 | 足部表现及对应症状 |
|---|---|
| 手掌的肾反射区有压痛，提示泌尿生殖系统可能有病变 | 按压涌泉穴有剧痛，提示可能有尿频、尿少、耳鸣、乏力、痔疮、腰痛等病症 |
| 无名指苍白细小的人，肾脏与生殖系统功能可能会较差 | 脚趾甲凹凸不平，提示可能有肾脏疾病 |
| 无名指屈纹散乱者，可能是体能较差的表现 | 足踝出现水肿，可能是肾炎或心力衰竭的征兆 |

（续表）

| 手部表现及对应症状 | 足部表现及对应症状 |
|---|---|
| 女性手部的生殖腺反射区出现青色，常见痛经、闭经等疾病 | 脚趾甲上面有一条或数条纵行黑线，可能为内分泌失调、痛经、月经紊乱的征兆 |
| 小指部出现白环，提示腰肾、生殖器可能有病灶，如肾盂肾炎、肾下垂、阳痿、早泄等 | 大脚趾的趾腹侧皮肤有网状粗纹，且有针孔状损害者，男性可能患有性功能减退、阳痿、早泄；女性可能出现内分泌紊乱、月经不调、不孕等疾病 |
| 2~3个指甲同时有大块不规则凹变，提示慢性病可能已转为恶变 | 双脚第5趾根部及足部均出现硬块物时，提示可能患有乳腺或子宫方面的疾病 |
| 指甲有白斑，提示可能出现性功能低下、阳痿、早泄等病症 | 双足踝关节、跟腱及足两侧肿胀且充血者，可能为胸廓或盆腔疾患的征兆 |
| 手指甲灰暗、黑滞，提示可能患有肾功能不全等病症 | 触摸足部子宫、生殖腺反射区有水流的感觉，提示子宫、卵巢可能有病变 |

# 神经系统健康自测表

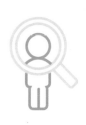

神经系统是机体内对生理功能活动的调节起主导作用的系统，主要由神经组织组成，分为中枢神经系统和周围神经系统两大部分。内环境、外环境的各种信息，由感受器接收后，通过周围神经传递到脑和脊髓的各级中枢进行整合，再经中枢神经控制和调节机体各系统器官的活动，以维持机体与内环境、外环境的相对平衡。

| 手部表现及对应症状 | | 足部表现及对应症状 | |
|---|---|---|---|
| | 指甲上的白点数量较多，可能是神经衰弱的征兆 | | 观察脚趾，如果五个趾甲都翘起来，提示有神经衰弱的倾向，表现为心情抑郁、精神压力过大 |
| | 在指甲上如果完全看不到半月痕，多有贫血或神经衰弱症状 | | 趾甲上有条纹出现时，提示身体虚弱、抗病能力差，易出现失眠、头痛、眩晕、乏力、腰膝酸软等症状 |
| | 手部多汗，提示自主神经功能可能已失调 | | 观察中趾的趾节，中间一节特别长者，多精力不足 |

（续表）

| 手部表现及对应症状 | 足部表现及对应症状 |
|---|---|
| 拇指缺乏柔韧性、出现弯曲时，可能为神经衰弱的表现 | 中趾为五趾中心，若长度超出正常范围，则易肝气郁结 |
| 无名指指端偏曲，指节漏缝，多敏感抑郁、神经衰弱 | 脚趾甲畸形、嵌甲的人，需要警惕神经系统方面的病症 |
| 食指苍白而瘦弱，提示人体容易疲劳、精神常萎靡不振 | 平时双脚疼痛，提示可能患神经炎、肌肉脉管炎 |
| 食指第三指节太短者，需警惕神经、精神方面的疾病 | 双脚大脚趾干瘪无力，提示可能患失眠、神经衰弱等神经系统疾病 |
| 拇指过分粗壮者，易动肝火；若过于扁平薄弱，提示体质可能较差 | 按摩失眠点时，如果出现刺痛感，提示可能患有失眠、神经衰弱等疾病 |

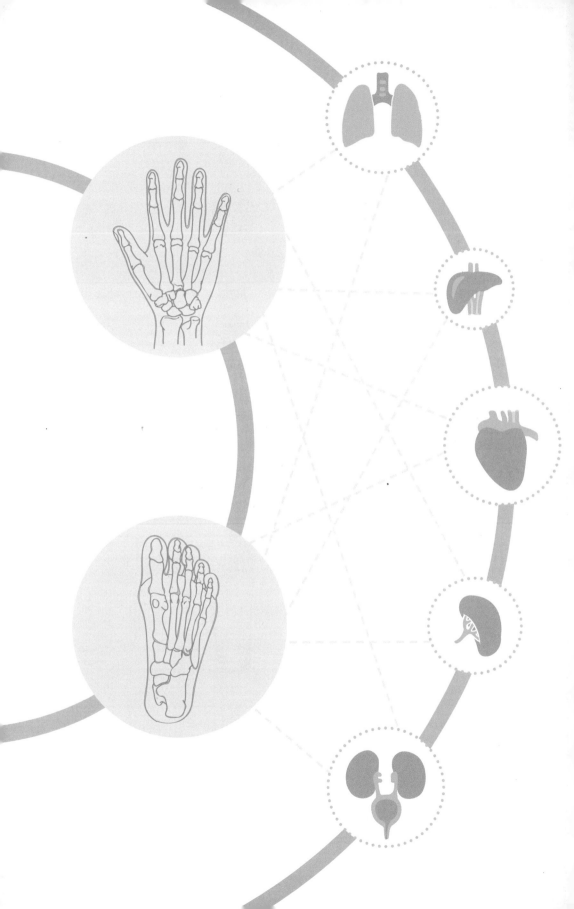

# 第三章
# 闲时按按手，
# 不疲劳精力好

手是我们日常生活、工作都离不开的重要部位，同时在手部也有很多人体脏腑器官的对应反射区，按摩手部反射区能够促进气血流动、活血化瘀，由外而内地调理内在脏腑器官。在工作间隙中、在家闲暇时，都可以按一按手，为身体健康保驾护航。

# 手部保养方法

双手在我们的日常生活中担任着十分重要的角色，工作时用电脑，学习时翻书、写字，做家务时洗菜、做饭等，都需要双手来进行。双手的使用频率如此高，如果不注意护理，手部皮肤会变得干燥，甚至龟裂，指关节也会变粗大，因此，我们需要好好护理自己的双手。

## 洗手有方法

将双手浸湿，涂抹温和无刺激的洗手液或其他洗手产品，将手腕、手掌、手背、指缝间、指甲缝都清洗干净。洗完手后用干净的毛巾将手上的水分擦拭干净，最后再涂上具有滋润保湿作用的护手霜。

## 涂抹护手霜

手部肌肤特别容易干燥，尤其是在寒冷干燥的冬季，手部保湿就显得更加重要。要选择合适的护手霜来滋润手部，天气炎热的时候，可以选择比较清爽的护手霜；天气寒冷干燥的时候，可选用滋润度较好的护手霜。另外，每晚睡前也不要忘了涂好护手霜，让双手在晚上也能得到滋养。

## 定期去角质

并不是只有脸才需要适当去角质，手也同样需要。选择专门的手部去角质产品，比如磨砂膏。将磨砂膏涂在手部，然后再进行适当地按摩，磨砂膏中的磨砂颗粒就会去除手上的死皮和老旧角质，让手变得光洁嫩滑。使用频率视情况而定，不能太频繁。

## 定期用手膜保养

就像脸部用的面膜一样，市面上也有专门用于给手部做护理的手膜产品。手部的皮肤易干燥和粗糙，定期做手膜护理，不仅可以滋润手部肌肤，还能美白手部。也可以用护手霜和一次性手套或保鲜膜自制手膜：挤出适量的护手霜，在手上涂上厚厚的一层，再取一截保鲜膜将手包住或戴上一次性手套，15 分钟以后取下保鲜膜或手套就可以了。

## "泡手"有讲究

泡脚能让足部的肌肤变得柔软，手当然也能拥有同样的对待。平时晚上可以用温水泡泡手，还可以在专业医师的指导下加入中药，将双手浸入水中约 5 分钟，能够促进手部血液循环。

## 手部要保暖

要做好手部保暖工作，尤其是在寒冷的冬天，更要注意手部保暖，避免冻伤。过度寒冷会使手长冻疮，甚至影响血液运行，出现活动障碍，不仅影响健康，而且会让手部红肿、关节肿大，严重影响手部外观。

## 做好双手保护措施

双手对我们每个人来说都非常重要，几乎所有的事情都需要双手的参与，要注意保护好双手，做家务或易伤手的工作时要戴上防护手套，避免双手直接与化学品接触。

## 按摩双手

中医认为，刺激手部反射区和穴位，不仅能调理脏腑经络，促进血液循环，还能使手部关节变得灵活，改善关节粗大等问题。

# 打造纤细双手

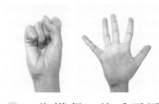

①五指攥紧，然后再用力展开，重复动作20次。

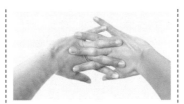

②双手十指交握，向下或向外压手掌，重复动作20次。

③十指反手"M"形交叉向下压，然后手背向上相碰，再往下压，重复动作20次。

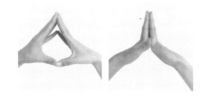

④双手指尖对齐，呈"金字塔"状，然后互相向内压至双手手指相碰，注意手掌不要碰在一起，重复动作10次。

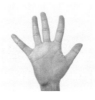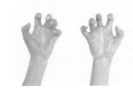

⑤双手十指伸展，手指根部的最后一个关节保持伸展的状态，其余关节用力向内扣，重复动作20次。

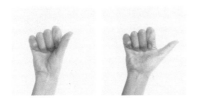

⑥拇指向外画圈，双手除拇指外，四指并拢，拇指从内向外用力画圈20次。

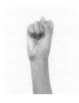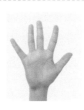

⑦双手五指攥紧成拳，然后五指指尖相碰，再用力张开，按顺序重复这组动作20次。

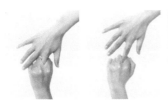

**8** 用一只手的食指和中指关节夹住另一只手的手指，从手指根部向手指尖的方向滑动按摩。每个手指重复动作20次，所有手指都要按摩到。

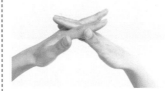

**9** 双手十指交叉，微微用力夹住，然后再用力向外分开，重复做10次。

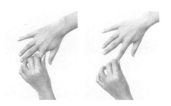

**10** 一只手旋转揉搓另一只手的每一根手指关节，从根部向指尖方向推进，每根手指揉搓3秒左右。左右手交替进行，总共按摩1分钟左右，也就是每个手指按摩2遍。

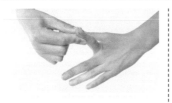

**11** 每根手指向上拉伸，用一只手的手指捏住另一只手的一根手指，将手指往手背的方向推。每一根手指上推10次，每根手指都要做。

**12** 双手手指用力伸展，从小指开始依次慢慢往回收，然后伸展；再从食指开始反方向依次往回收，正反2次为一组，共做10组。

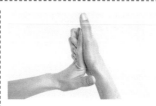

**13** 左手五指并拢伸展，右手按住左手的手指根部，一边按压一边向手指尖的方向移动。按摩1分钟左右，换手，同样操作1分钟左右。

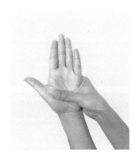

**14** 左手四指并拢伸展，用右手的拇指关节画圈式按摩左手掌根关节，按摩10圈。双手交替进行。

**15** 用一手按压另一手的虎口和小鱼际各10次，双手交替按摩。

# 按按手，缓解这些不适

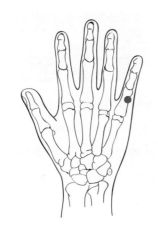

长期近距离看电脑或手机屏幕，会导致眼部睫状肌长时间处于紧张状态，加上眨眼次数下降，泪液加速挥发，无法良好地均匀分布在眼球表面，就容易出现眼睛干涩的情况。

## 眼睛干涩
### ——老眼点

眼睛干涩多是由于用眼过度导致的。无论是在工作还是学习中，用眼一段时间之后最好缓一缓，让眼睛休息一下，可通过眺望远处来缓解视疲劳。

除此之外，还可以通过按摩来缓解眼睛干涩。眼睛干涩可以按摩手部老眼点，对缓解眼部疲劳、眼睛干涩有好处。

**位置**
位于手掌侧小指根部。

**按摩手法**
用食指指腹捻揉老眼点1~3分钟，以老眼点处皮肤变红发热为宜。

**主治**
眼部疲劳、眼睛干涩、迎风流泪等。

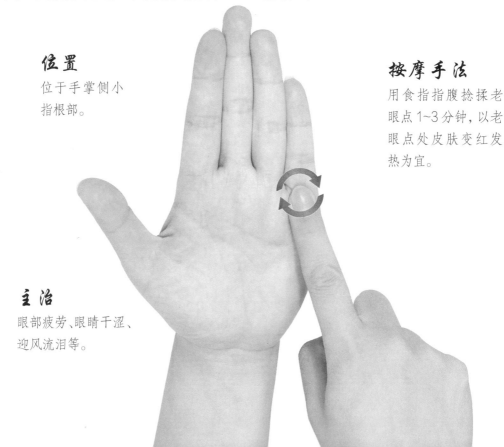

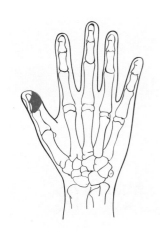

过度用脑是导致大脑疲劳的罪魁祸首，尤其是一些脑力工作者，经常熬夜，工作强度比较大，常常导致脑部得不到较好的休息，长此以往就会影响健康。

# 脑部疲劳
## ——大脑反射区

脑部疲劳是由于时间持续较久或强度过大的脑力劳动引起的，在长时间、高强度脑力劳动的过程中，脑细胞代谢产生的有害物质淤积，阻塞了大脑的营养通道，从而引起脑部昏沉、头晕、头痛等状况。

缓解脑部疲劳应保证充足的睡眠，避免用脑过度。另外，还可以通过按摩手部大脑反射区来缓解脑部疲劳，有助于清脑明目、镇静安神。

**按摩手法**
用拇指指腹按揉大脑反射区1~3分钟。

**位置**
在双手掌面拇指指腹。

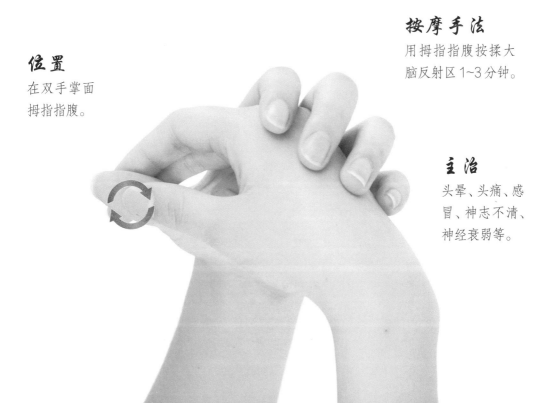

**主治**
头晕、头痛、感冒、神志不清、神经衰弱等。

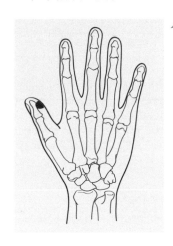

三叉神经痛是指三叉神经分布区域出现剧烈且阵发性的疼痛,好发于成年及老年人群体。有时候突然就毫无预兆地剧烈疼痛起来,持续数秒到1~2分钟又骤然停止。

# 三叉神经痛
# ——三叉神经反射区

三叉神经是混合神经,包括眼神经、上颌神经和下颌神经。长时间劳累过度会影响神经功能,可能会导致三叉神经出现疼痛;受到寒冷刺激会使血管收缩、痉挛,引起三叉神经痛;情绪波动也可能会引起三叉神经痛。三叉神经痛发作时,可以按摩手部三叉神经反射区,有助于舒缓疼痛。

## 位置
在双手掌面,拇指指腹尺侧缘的远端,小脑、脑干反射区的上方。

## 按摩手法
用拇指指端掐按三叉神经反射区1~3分钟。

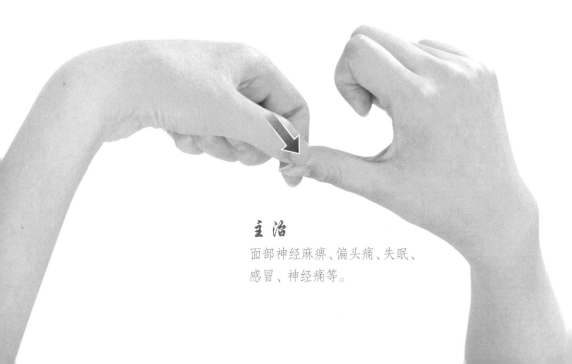

## 主治
面部神经麻痹、偏头痛、失眠、感冒、神经痛等。

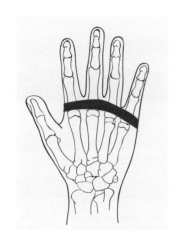

智能手机的普及使得"低头族"越来越多，很多人几乎是随时随地都在玩手机。一些"上班族"长期伏案工作，"学生族"长时间埋头学习等，都会使肩颈出现酸痛。

# 肩颈酸痛
## ——斜方肌反射区

肩颈酸痛与不良的姿势有关，比如跷二郎腿，看电脑屏幕身体过于前倾，或者瘫坐在椅子上等，都可能会使颈椎受力不均，引起肩颈酸痛。改善肩颈酸痛首先要改善不良的姿势，并且工作一段时间以后最好起来活动一下，还要加强锻炼，做一些舒缓肩颈酸痛的运动。另外，按摩对肩颈酸痛有较好的效果，可以按摩手部斜方肌反射区，有利于通调气血，缓解肩颈酸痛。

**位置**
在双手掌面，眼、耳反射区的下方，呈横带状区域。

**主治**
颈肩背部疼痛、颈椎病、落枕等。

**按摩手法**
用拇指指腹从尺侧向桡侧推按斜方肌反射区3~5分钟，动作连续均匀，力度适中。

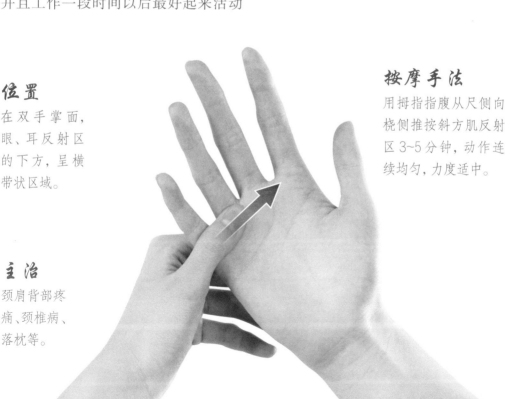

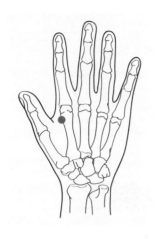

咽喉肿痛是生活中常见的"小病痛",喉关肿胀疼痛,多因火热上冲所致,严重时甚至影响饮食吞咽。有的人会反复发作,给工作和生活带来了很多困扰。

# 咽喉肿痛
# ——三间穴

咽喉肿痛属于中医"喉痹"的范畴。中医认为,外感风热之邪熏灼肺系,或肺经、胃经郁热上壅,而致咽喉肿痛,属实热证;如肾阴不能上润咽喉,虚火上炎,而致咽喉肿痛,属阴虚证。

注意多喝白开水,饮食清淡,食用一些有降火功效的食物,比如绿豆、苦瓜等。咽喉肿痛可以按摩手部三间穴,有清泻阳明火热、散解头面风热、消肿止痛的功效。

## 位置

在手背,第2掌指关节桡侧近端凹陷中。

## 按摩手法

用拇指指尖用力掐按三间穴 100~200 次,以有刺痛的感觉为宜。

## 主治

牙痛、咽喉肿痛、胸闷、腹胀、肠鸣等。

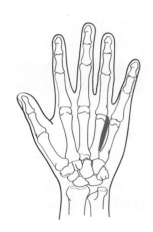

头晕、耳鸣在生活中很常见，一般与过度劳累、熬夜、精神紧张等有关。有时候突然就感到一阵眩晕，同时耳朵里面阵阵鸣响，通常休息一会儿就会有所好转。

# 头晕、耳鸣
## ——内耳迷路反射区

头晕、耳鸣多是由于皮肤血管扩张、血流增多而造成脑部血液减少引起的。如果经常有头晕、耳鸣的感觉，要及时到医院就诊，尽快找出病因。

平时要注意劳逸结合，还要加强锻炼，增强体质。头晕、耳鸣发作时，可以按摩手部内耳迷路反射区，调节内耳前庭平衡功能，通调头部、耳部气血，对头晕、耳鸣有较好的缓解作用。

## 位置
双手背侧，起于第4、5掌指关节骨缝前端，止于第4、5腕掌关节之间。

## 主治
头晕、耳鸣、晕动症、高血压、低血压等。

## 按摩手法
用拇指指腹推按内耳迷路反射区3~5分钟，力度宜柔和。

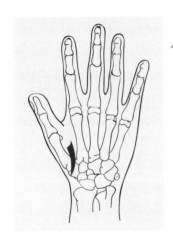

很多人有过消化不良的经历,食物过于坚硬、胃部受凉、饮食不节、暴饮暴食等都可能会造成消化不良。

# 消化不良
## ——十二指肠反射区

消化不良是由胃动力障碍引起的疾病。出现消化不良时尤其要注意调整饮食,宜清淡,不要吃过于油腻、坚硬的食物。注意胃部保暖,胃部受凉也会引起消化不良。还要加强锻炼,运动有助于促进胃肠道蠕动,增强消化能力。

消化不良属中医的"脘痞""胃痛""嘈杂"等范畴,可以按摩手部十二指肠反射区,有助于健脾和胃,增强胃肠蠕动,促进消化,改善消化不良的症状。

### 位置
在双手掌面,第1掌骨体近端,胰腺反射区的下方。

### 主治
食欲不振、消化不良、腹胀等。

### 按摩手法
用拇指指腹向手腕方向推按十二指肠反射区1~3分钟,动作连续均匀,力度适中。

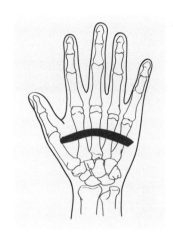

打嗝、呃逆也叫作"膈肌痉挛"。当膈肌、膈神经、迷走神经或中枢神经等受到刺激后，一侧或双侧膈肌常发生阵发性的痉挛，于是就会发生打嗝的现象。

# 打嗝、呃逆
## ——横膈膜反射区

打嗝在日常生活中很常见，比如受了寒冷刺激，吃饭过快或者喝酒后，可能会出现暂时的打嗝现象，一般喝点热水，或者进行深呼吸，大多可以得到缓解。但是如果膈肌持续痉挛超过48小时未停止，就属于顽固性呃逆，此时就需要引起重视，及时去医院检查。出现打嗝、呃逆时，可以按摩手部横膈膜反射区，有助于宽胸理气，缓解打嗝、呃逆的情况。

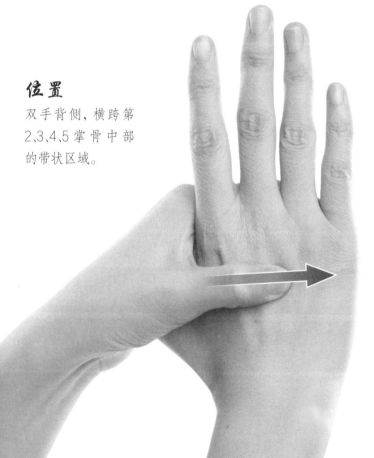

**位置**
双手背侧，横跨第2、3、4、5掌骨中部的带状区域。

**按摩手法**
用拇指指腹由桡侧向尺侧方向推按横膈膜反射区3~5分钟，每日2次，动作连续均匀，力度适中。

**主治**
呃逆、恶心、呕吐、腹胀等。

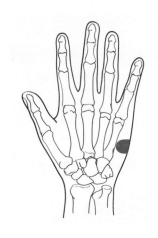

在生活中偶尔会出现手臂发麻的情况，通常休息一段时间就好了，因此大多数人对手臂麻木这一症状没有予以重视，时间久了只会让症状更为严重，从而耽误最佳的治疗时机。

# 手臂麻木
## ——肘关节反射区

神经受到压迫、手臂血液循环变差、供血不足等都可能会引起手臂麻木。特别是长时间工作或是有不良姿势和习惯的人，易经常出现手指发麻、胳膊发麻等。

平时工作中要定时活动一下手臂，也可以用热毛巾敷，都有助于缓解手臂肌肉酸痛、麻木的情况。手臂麻木可以按摩手部肘关节反射区，有利于促进血液循环，改善神经传导，缓解症状。

**位置**
双手背侧，第5掌骨体中部尺侧处。

**按摩手法**
用拇指指腹按揉肘关节反射区1~3分钟，动作连续均匀,力度适中。

**主治**
肘部疾病(如网球肘、关节炎)、手臂麻木等。

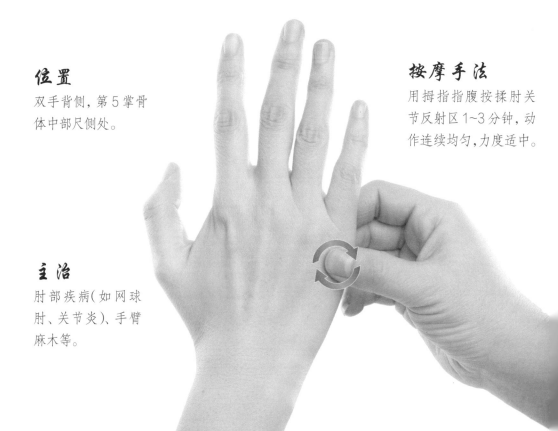

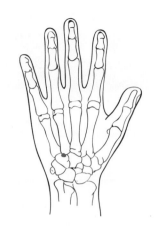

腹胀、腹痛均是临床常见的症状，对非器质性病变导致的腹痛、腹胀，可采取按摩疗法来缓解不适症状。

# 腹胀、腹痛
## ——回盲瓣反射区

腹胀、腹痛比较常见，通常是由于饮食不当导致的，有的人会经常出现腹部胀痛，可能是由于胃肠功能紊乱，或者是内分泌失调导致。平时要注意腹部保暖，保护胃肠健康。

可以在腹部进行摩揉，有助于缓解腹胀、腹痛。另外，可以按摩手部回盲瓣反射区，有利于调肠通气，对缓解腹胀、腹痛有较好的效果。

**位置**
右手掌侧，第4、5掌骨底与钩骨结合部近桡侧。

**按摩手法**
用拇指指腹按揉回盲瓣反射区1~3分钟，动作连续均匀，力度适中。

**主治**
腹泻、腹胀、腹痛等。

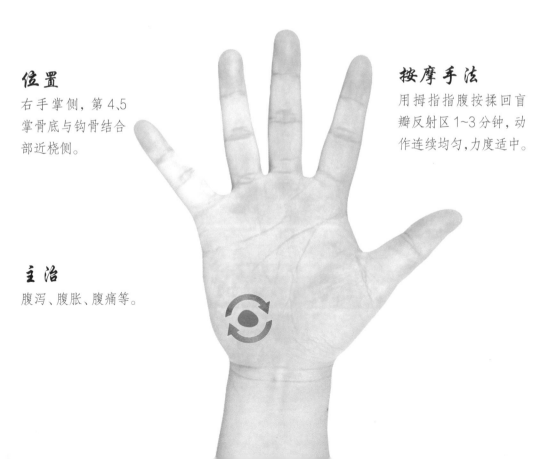

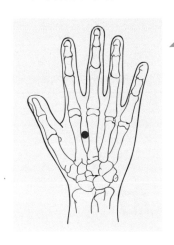

由于工作压力、情感困扰、生活压力等无处不在，很多人在工作、学习和生活中，都会经常感觉到心烦气躁。

# 心烦气躁
## ——劳宫穴

每个人的情绪都会时不时出现波动，但是如果持续地情绪烦躁、低落，那么就需要积极调整。可以做一些事情来转移注意力，或向朋友、父母倾诉，或通过运动锻炼来舒缓情绪。

中医认为，劳宫穴的穴道与心脉相连，情绪烦躁时，可以按摩手部劳宫穴，有助于清心火、安心神，能够在一定程度上缓解烦躁的情绪。

## 位置
在掌区，横平第3掌指关节近端，第2、3掌骨间偏于第3掌骨。

## 按摩手法
用拇指指尖掐按劳宫穴 100~200 次，用力可稍重。

## 主治
口臭、情绪烦躁、心前区闷痛、胃脘疼痛、便血、鼻衄、黄疸、小儿口疮龈烂等。

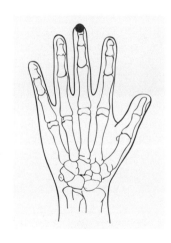

炎热的夏季，如果室内温度过高，或者长时间处于高温暴晒的环境下，就有可能中暑，引起头晕、头痛、恶心、疲劳、精神不振、发热等症状。

# 高温中暑
# ——急救点

中暑是指在温度或湿度较高、通风不畅的环境下，因体温调节中枢功能障碍，以及水、电解质丢失过多引起的急性病。中暑时应尽快离开高温环境，转移到通风阴凉的地方，用冰袋、冷水等进行物理降温。还要喝温水，多补充营养物质，注意休息。高温中暑可以按摩手部急救点，有助于缓解中暑昏迷的情况，情况严重时要同时拨打急救电话，及时就医。

**位置**
中指的尖端，即中冲穴。

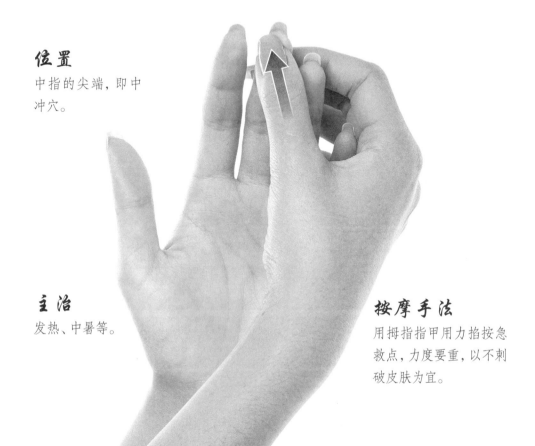

**主治**
发热、中暑等。

**按摩手法**
用拇指指甲用力掐按急救点，力度要重，以不刺破皮肤为宜。

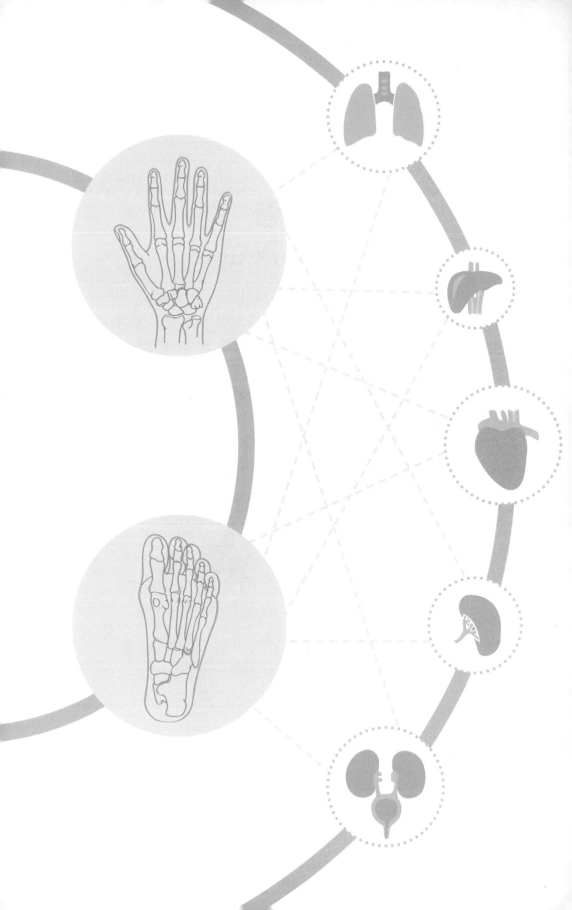

# 第四章
# 睡前做足疗，
# 解压又助眠

足部有很多反射区和经络腧穴，足部反射区对对应的脏腑器官有调理作用。睡前按一按足部反射区和穴位，可以有效疏通足部经络，使气血运行更加通畅，从而缓解身体疲劳，提高睡眠质量。

# 足部保养方法

　　足部也需要护理，如果平时不好好注意足部的护理保养，就容易出现脚底脱皮、开裂、干燥、粗糙等问题，只有做好日常护理保养，才能拥有一双柔嫩细腻的美足。

## 热水泡脚

泡脚不仅可以改善局部血液循环，促进代谢，还能提高睡眠质量，有益身体健康。另外，泡脚对于足部皮肤的保养也十分有益，能够将老化的"死皮"泡软、去除，改善足部皮肤状态。

## 足部需要涂润肤霜

足部的皮肤护理是我们日常生活中很容易忽略的一部分，因而，相比面部和手部皮肤，不少人足部皮肤更加干燥。每晚洗完澡或泡完脚之后，不要忘了给足部保湿，可以涂抹一些足部润肤霜，让足部皮肤也吸收一些"营养"，改善粗糙的状态。

## 定期去角质

说到去角质，很多人第一反应是面部皮肤，其实足部皮肤也需要同样的护理。我们的双足支撑着身体的全部重量，加上日常走路、运动等对足部的摩擦，使我们的足部往往结有厚厚的茧子，因此，足部去角质更加必要。可以用足部专用的去角质产品去除老化"死皮"，让足部皮肤变得滑嫩。

## 足膜护理

面部有面膜，手部有手膜，足部也有足膜，可以选用市面上专门的足膜产品。还可以自制足膜：晚上洗完脚之后，在脚上均匀地涂抹上一层厚厚的凡士林，然后用保鲜膜裹好，约15分钟后取下保鲜膜，并用温水清洗干净足部，再涂上足部护肤产品。

## 足部防晒

不仅要关注面部的防晒，足部的防晒也很重要。夏天穿凉鞋的时候，不要忘了给双足也涂上防晒霜。如果不注意防晒，会让足部皮肤出现肤色"分层"，影响美观，而且紫外线也会对足部皮肤造成一定的伤害。

## 足部保暖

俗话说"寒从脚下起"，足部是我们身体的远端部位，离心脏比较远，血液循环量比较少，因此足部也更容易受寒。要特别注意足部的保暖，尤其是在寒冷的冬季，一定要穿上厚袜子和棉鞋，避免露脚踝、穿凉鞋；在炎热的夏季，进入空调房以后，也要注意足部的保暖。很多人在夏天爱穿凉鞋，到了空调室内温度又较低，就很容易让足部受凉。

## 足部按摩

足部按摩是保养身体很好的方法。晚上睡觉前，洗完脚后，按一按双脚，能够缓解足部一天的疲劳。此外足部还有很多穴位和脏腑反射区，按摩双足还能够疏通经络、通调气血，对身体健康大有裨益。

# 预防足外翻

## 什么是足外翻

足外翻是由于腓骨肌群的挛缩而致足呈外翻位，呈跟骨外移、距骨头向内半脱位，足弓内缘降低。正常走路应该是足外侧着地，中间有一个纵弓，内侧是不着地的。足外翻的人走路的时候则是脚的内侧着地，外侧翘起或撇起。

足外翻畸形的发生与遗传因素、缺钙、穿鞋不合适，长久站立、行走时间过长、负重过度、外伤以及各种炎症等有关系，除了遗传因素之外，后天因素是可以预防的。

## 预防足外翻应该注意什么

·平日穿鞋应尽量选用前部较宽、低跟或平跟的鞋，尤其是在运动或需长距离行走的时候；如果某些场合必须穿高跟鞋，回家后应经常用热水泡足，缓解劳累。

·增加钙的摄入，以保证骨质代谢的正常。多吃奶类、蛋类、豆制品、蔬菜和水果，必要时补充钙剂。

·注意维生素 D 的补充，维生素 D 能够促进钙的吸收。

·蛋白质的摄入要有限度，高蛋白饮食会引起钙流失。

·超重的人要控制体重，积极减脂，减轻足部负担，预防足外翻。

·避免长时间走路、站立，否则会加重足部疼痛。

·平时适当运动锻炼，避免长期卧床休息，多做足部肌肉锻炼。

·不要忽视足部疼痛，足部的疼痛可能并非由单纯的劳累引起，一旦出现足部疼痛，应及时就医。

·如果父母有足外翻，子女要警惕，因为足外翻的遗传概率较高。

## 足外翻矫正训练

### 踮脚尖训练

双脚与肩同宽站立，踮起脚尖后，脚后跟慢慢向内收拢，然后慢慢放下。每踮 30 次为 1 组，每天训练 5 组，有助于锻炼足弓弹性。

### 脚底搓动筋膜球

拿一个筋膜球放在脚底进行按摩，用脚来回搓动筋膜球。每只脚持续搓动小球 30~60 秒，每天重复 4 次。

### 单腿提膝

光脚站在地上，然后单腿提膝，用另一条腿支撑并保持不动。这样单腿提膝保持 2 秒后缓慢地放下，在即将接触地面的时候迅速上提。重复操作 10 次为一组，每条腿重复 4 组。

### 脚趾抓毛巾

将一块毛巾平铺在地面上，然后脚趾尽可能地张开，利用脚趾的力量捏住毛巾慢慢往回收，完整地将毛巾收回算作 1 组，重复做 4 组。在能够比较轻松地完成这个动作以后，可以尝试增加难度，在毛巾的另一头放上重量为 1~2 千克的物品。在抓毛巾的过程中可以感受到足底肌肉的紧绷感，有助于改善足外翻。

### 大脚趾拉力带

准备一个拉力带，将拉力带的两头分别套在双脚的大脚趾上，将拉力带拉到最大承受力度，然后双脚大脚趾向下抓，再向上勾起。重复操作，15~20 个为一组，每天做 4 组。

# 按按脚，缓解这些不适

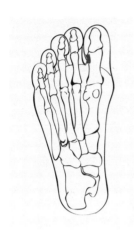

精力充沛时，人的思维比较活跃，工作或学习的效率会比较高，但当身体感到疲劳乏力时，工作效率下降，还会感到浑身无力，精神不济。

## 疲劳乏力
## ——小脑、脑干反射区

身体易疲劳乏力多由于身体素质下降、耐力下降导致，也可能是由于长期精神压力过大，工作学习紧张，睡眠不足等所致。

平时要注意劳逸结合，保证充足的睡眠和适时的放松。还要加强锻炼，促进机体新陈代谢，增强体质。按摩足部小脑、脑干反射区，对缓解疲劳有一定的效果。

**位置**

小脑反射区位于双足大脚趾第 1 节根部正面靠近第 2 趾骨处。脑干反射区位于双足大脚趾根外侧靠近第 2 节趾骨处。

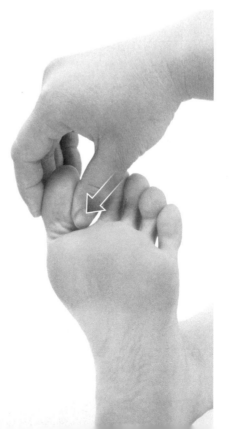

**按摩手法**

用拇指指腹点按小脑、脑干反射区 1~3 分钟。

**主治**

神疲乏力、高血压、肌腱关节疾病等。

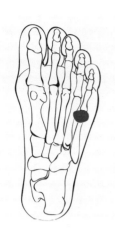

有的人会突然出现呼吸不顺畅、心跳加速，同时伴有胸闷气短的情况，这不但给工作、学习和生活造成困扰，而且还会造成很大的心理负担。

# 心慌、胸闷
## ——心反射区

心慌、胸闷是临床常见的症状，造成心慌、胸闷的原因有很多，可能是疾病的前兆，也可能就是单纯的心慌、胸闷，一般是跟压力大、情绪激动、劳累等有关。

出现心慌、胸闷的时候，注意观察自己的身体状态，必要时立刻就医。另外要保持正常的作息，健康饮食，适量运动。按摩足部心反射区，可以起到保护心脏的作用，还可以强化心脏功能，缓解心慌、胸闷的症状。

**位置**
左足足掌第4、5跖骨上端。

**主治**
心律不齐、心绞痛、心悸、胸闷、高血压、低血压等。

**按摩手法**
用拇指指腹推按心反射区1~3分钟，用力均衡，沿骨骼走向按摩。

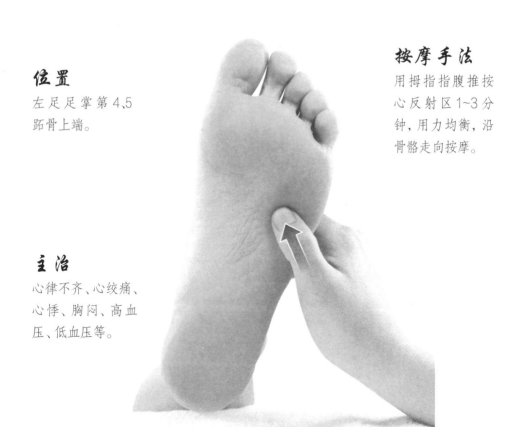

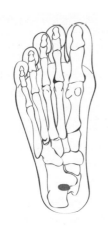

很多人都有失眠的困扰，失眠的人还可能会伴随多梦的现象。做梦是正常的生理现象，失眠且多梦多与深睡眠期时间短、睡眠深度不够、睡眠质量不高有密切关系。

# 失眠、多梦
## ——失眠点反射区

失眠、多梦常由精神紧张、思虑过重、精神压力大而引起。失眠、多梦会影响第二天的精力，影响工作和生活状态，还会引起恶性循环，一到晚上就担心失眠，导致睡眠质量不高。

失眠、多梦时要调节好自己的心理状态，尽量给自己积极的心理暗示。晚上睡觉前泡泡脚，有利于促进血液循环。还可以按摩足部失眠点反射区，可镇静安神，有利于睡眠。

**位置**
双足足底跟骨前，生殖腺反射区的上方。

**按摩手法**
用拇指指腹按揉失眠点反射区1~3分钟。

**主治**
失眠、多梦、头痛、头晕等。

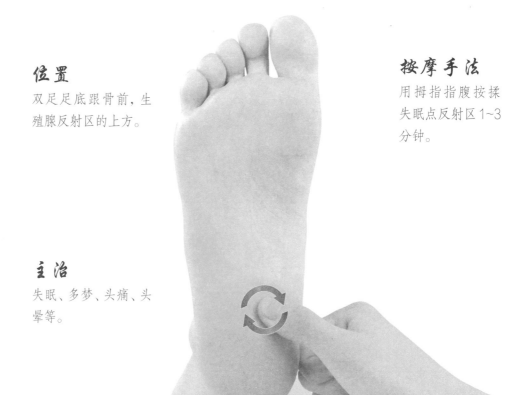

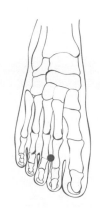

口干、口臭的出现会给生活带来不少困扰，尤其是每天早上起床后发现自己口干、口臭，一整天的心情可能都会受影响。那么，口干、口臭怎么办呢？

# 口干、口臭
## ——内庭穴

如果是因为口腔疾病而引发口干、口臭，就要注意口腔卫生，积极治疗口腔疾病，随着疾病恢复，口干、口臭的症状也会有所好转。口干、口臭还可能与胃肠健康有关，比如幽门螺杆菌感染，会导致口干、口臭。另外，

平时的生活习惯不好，比如不爱喝水，经常熬夜、抽烟、酗酒等也可能会引起口干、口臭，要养成良好的生活习惯。可以通过按摩足部内庭穴来缓解口干、口臭，有消积化滞、清胃泻火的功效。

**位置**
在足背，第2趾与第3趾之间，趾蹼缘后方赤白肉际处。

**按摩手法**
拇指指腹垂直按压内庭穴1~3分钟，力度稍重，每日2次。

**主治**
头痛、咽喉肿痛、口腔溃疡、口干、口臭、牙痛、腹泻等。

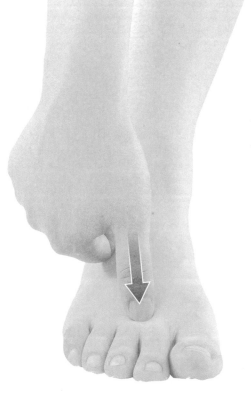

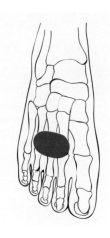

胸胁胀痛是指因感受外邪、情志失调、饮食不节或跌打损伤等导致的脉络失养或闭阻而引起的以胸胁部疼痛为主的一种病症。

# 胸胁胀痛
## ——胸（乳房）反射区

胸胁部位属于中医术语，胸胁胀痛一般指两侧肋骨和上方位置胸胁部发胀，有时隐隐作痛。胸胁胀痛多反映肝胆疾患，往往伴有急躁易怒、食欲不振、口苦、口干、不思饮食、腹胀、打嗝等表现。如果运动不当或者出现岔气，也容易引起胸胁部胀痛以及肌肉痉挛性疼痛。

胸胁胀痛可以按摩足部胸（乳房）反射区，有助于疏肝利胆、宽胸理气，缓解胸胁胀痛。另外，如果胸胁胀痛长期不见好转，建议患者及时就医检查。

**位置**
双足足背第 2、3、4 跖骨中部形成的区域。

**主治**
胸痛、胸闷、乳腺炎、乳腺增生等。

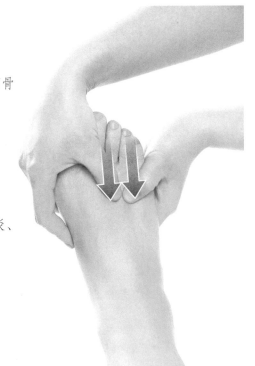

**按摩手法**
用双手拇指指腹推按胸（乳房）反射区 3~5 分钟。

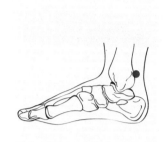

足跟酸痛的问题很多人都遇到过，一般劳累后、长时间站立或走路后，足跟一侧或两侧就会出现酸胀、疼痛的情况。

# 足跟酸痛
## ——太溪穴

引起足跟酸痛的原因有很多种，可能与用脚过度或鞋子不合适有关系；也有可能是疾病的信号，比如骨质增生、足底萎缩、韧带发炎、腰椎变形等。

用脚过度造成的足跟酸痛通过按摩能得到很好的缓解。太溪穴是肾经原穴，有补肾调经、滋阴降火、利湿、安神开窍的功效，而且太溪穴就位于足跟部，按摩此穴位，能够有效地缓解足跟酸痛。

**位置**

在踝区，内踝尖与跟腱之间的凹陷中。

**主治**

足跟酸痛、腿脚抽筋、阳痿、月经不调、视力减退、牙痛等。

**按摩手法**

用拇指按压太溪穴1~3分钟，以有胀痛感为宜，不可用力过度。

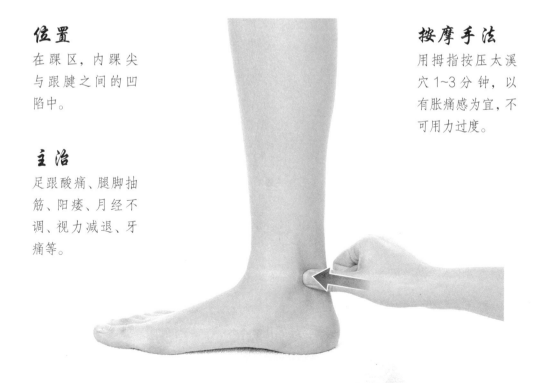

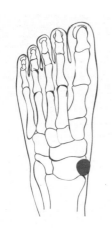

很多人一觉醒来发现身体水肿得厉害。水肿就是体内的水液无法顺利排出，被迫停留于体内，引起头面、眼睑、四肢甚至全身浮肿，是一种非正常性的肿胀、虚胖。

# 水肿
## ——下身淋巴结反射区

水肿是因为体内含有多余的水分，这些水分过度积聚就会造成水肿。不正常的饮食引发细胞内外液钠离子、钾离子的不平衡，也会导致水肿。有心、肺、肾等疾病的患者，还会发生病理性水肿。

平时不要久坐，经常起来动一动，有助于促进血液循环，改善水肿。还可以按摩足部下身淋巴结反射区，有助于利水消肿。

**位置**
双足足背内侧踝骨前，由距骨、内踝构成的凹陷部位。

**主治**
踝部肿胀、水肿、发热、多种炎症疾病等。

**按摩手法**
用食指指腹推按下身淋巴结反射区1~3分钟。

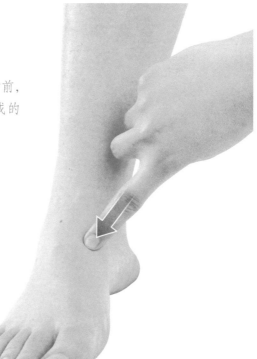

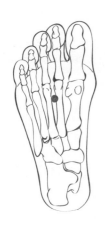

腰酸背痛是很多人在生活中常会遇到的一个问题，疼痛感出现的时候，会让人感觉很难受。腰酸背痛多与人们长期伏案工作、活动减少以及肥胖等因素有关。

# 腰酸背痛
# ——涌泉穴

大部分的腰背部酸痛是由于肌肉挛缩、外伤或脊柱变形造成的，腰背部酸痛可能出现在背部从脖子到腰部的任何一个位置。腰背部酸痛不仅存在于脑力劳动者中，也广泛地存在于体力劳动者中，是临床中常见的症状。

椎间盘老化、肌肉力量不足，以及一些疾病，比如肩周炎、颈椎病、强直性脊柱炎、内脏疾病等，也可能会引起腰酸背痛。出现腰酸背痛的症状，可以按摩足底涌泉穴，有助于缓解腰酸背痛。

**位置**
在足底，屈足卷趾时足心最凹陷处。

**按摩手法**
用食指关节推按涌泉穴1~3分钟，用力较重，有痛感。

**主治**
腰酸背痛、头痛、失眠、眩晕、高血压、心悸、咽喉疼痛等。

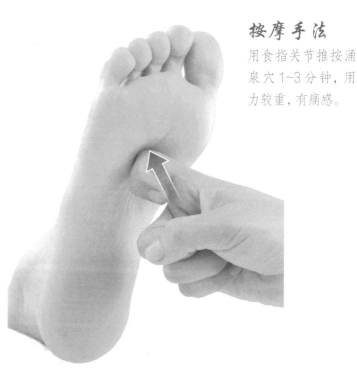

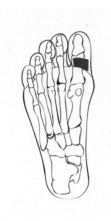

落枕或称"失枕"，冬春季多见，通常是入睡前并无任何症状，晨起后却感到项背部明显酸痛，颈部活动受限，与睡枕及睡眠姿势有密切关系。

# 落枕
## ——颈项反射区

落枕常表现为晨起出现剧烈颈肩部疼痛，头歪向一侧，活动明显受限，不能自由旋转颈部等。落枕常与睡枕、睡眠姿势及受风寒相关，多数情况几日内可自行痊愈。睡枕过高、过低或过硬会使颈部处于过伸、过屈状态，引起肌肉痉挛劳损。

中医认为，落枕与受风寒导致气血运行不畅有关。可以按摩足部颈项反射区，有助于缓解落枕引起的疼痛症状。

**位置**
双足大脚趾底部横纹处。

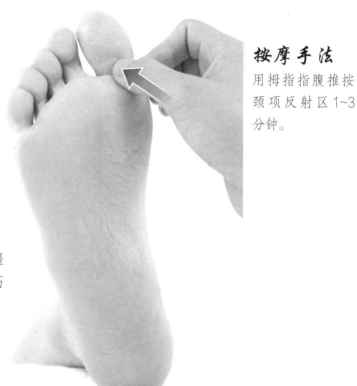

**按摩手法**
用拇指指腹推按颈项反射区1~3分钟。

**主治**
颈项酸痛、颈项僵硬、头晕、头痛、高血压、落枕等。

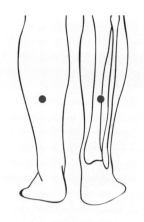

俗话说"小腿抽筋不是病，发作起来要人命"。小腿抽筋是指小腿部肌肉自发的强直性收缩，发作时疼痛感强。小腿抽筋与疲劳过度、受寒等因素有关。

# 小腿抽筋
## ——承筋穴

小腿抽筋表现为小腿肌肉突然变得僵硬，疼痛难忍，可持续几秒到数十秒，常见的原因主要有寒冷刺激、肌肉连续收缩过快、出汗过多、疲劳过度、缺钙等。

平时要注意保暖，运动前要充分热身，还要注意补钙。另外，小腿抽筋可按摩膀胱经上的承筋穴，有舒筋活络、强健腰腿的功效。

**位置**
在小腿后区，腘横纹下5寸，腓肠肌两肌腹之间。

**按摩手法**
用拇指指腹按揉承筋穴1~3分钟，用力可稍重。也可用拿捏的手法。

**主治**
腰痛、小腿痛、急性腰扭伤、腿抽筋等。

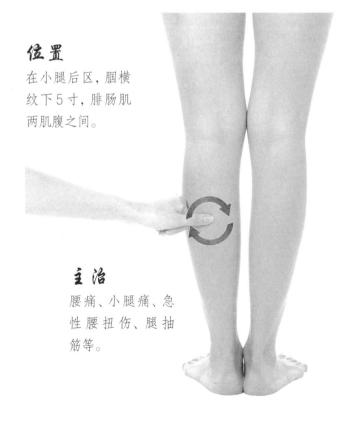

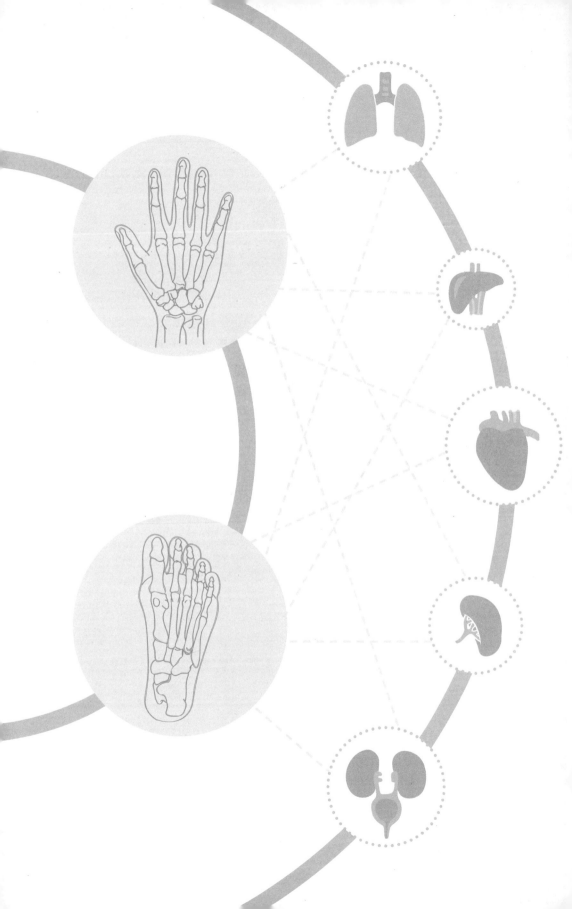

# 第五章
# 手足按摩方，
# 四季都健康

春暖、夏热、秋凉、冬寒，一年四季，气候发生着不同的变化。随着气候改变，我们的身体也会出现一些变化，比如春天气候干燥，空气中粉尘颗粒较多，可能会引起过敏性鼻炎；夏季气候炎热，可能会中暑等。四季气候变化，身体机制也会有所改变，在有不适的时候按一按手部、足部的穴位和反射区，保四季健康。

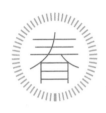

# 春季养肝
# 正当时

春天在五行中属木，而人体的五脏之中肝也属木，因而春气通肝。春天阳气升发，自然界呈现出一派生机勃勃的景象。肝气旺盛而升发，是肝旺之时。

春季，万物经过一个冬季的收藏之后开始复苏升发。立春以后，气温逐渐升高，春季呈现一种升发向上的特点。人体的肝脏对应春，因此，春季要注意保养肝脏。

春季健康的人肝功能可能会发生波动，容易肝火旺盛，从而引起一系列的不适。患有肝脏疾病的人在春季情绪波动可能会更大，肝病症状也有可能加重。无论是健康的人，还是本身就患有肝脏疾病的人，都可以分别按摩手部、足部的肝反射区，有利于养肝护肝。

手部按摩

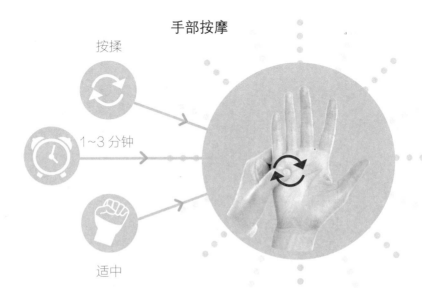

按揉

1~3 分钟

适中

**这样取穴更精准**

·手部肝反射区：手部肝反射区位于右手掌侧，第4、5掌骨体之间近掌骨头处。用拇指指腹按揉手掌部的肝反射区，力度适中，以感到微微酸胀为宜。

·足部肝反射区：足部肝反射区位于右足足掌第4、5跖骨上端。用食指关节重力点按足部肝反射区，力度逐渐加大，以能感觉到酸胀为宜。

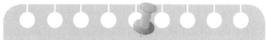

## 春季养肝小贴士

①春季应少吃酸味食物，多吃甘味食物。这是因为酸入肝，减酸是为了缓和肝的"杀伐"之气。甘入脾，增甘可养脾气，以免肝气太旺，伤害脾胃。

②很多人把"甘"误认为是"甜"，于是就多吃甜食。"甘"是指中药"五味"中的一味，它不等同于"甜"。中医所说的甘味食物，不仅指食物的口感有点甜，更重要的是要有质润而善滋燥的特点。

### 足部按摩

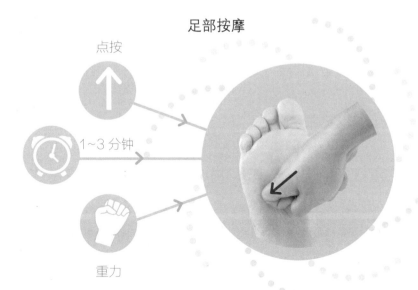

点按

1~3分钟

重力

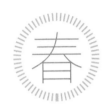

# 春季防风
# 是关键

春季气候变化无常，乍暖还寒，更是疾病的多发时期。春季虽气候回暖，人体皮肤的毛孔渐渐张开，但春季也多风，风邪容易乘机"窜入"体内，导致人体受寒，造成头痛、感冒等病症。因此，"春季防病，首当防风"。

中医认为，"风邪为六淫之首"，意思是风邪是诸多外感因素的先导，寒、暑、湿、燥、火等大多是借助风邪而侵及人体的，风邪无处不到，极易侵犯人体，引起多种疾病。风邪的特点是轻扬、升散、向上、向外，因而人体的上部、肌表、腰背等属阳的部位更容易受到风邪的侵袭。

春季在万物复苏的同时，很多病菌也复苏了。风是春季的主气，会影响气温、湿度、降水量等，助长了病毒、细菌的滋生和繁殖。春季多风，很多细菌和病毒随之传播，所以人体在春季容易感染风邪致病。按摩手部合谷穴和足部太冲穴有助于防止风邪入侵人体。

**手部按摩**

掐按

1~3分钟

适中

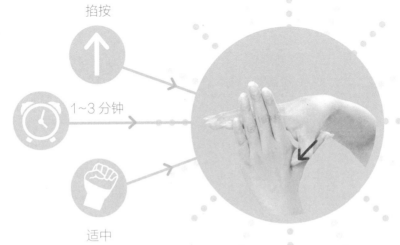

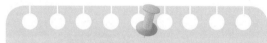

**这样取穴更精准**

·手部合谷穴：在手背，第2掌骨桡侧的中点处。用拇指垂直于穴位进行掐按，力度适中，以有酸胀感觉为宜。但孕妇慎用。

·足部太冲穴：足部太冲穴位于足背，第1、2跖骨间，跖骨底结合部前方凹陷处，或触及动脉搏动。可以用拇指或者食指指腹按揉太冲穴，用力稍重。

## 春季防风小贴士

①春季如果身体出汗，最好及时擦干，不要因为热就马上脱衣服，这样会使风邪直接进入毛孔。春季无论在室内还是室外，都应该注意保暖，避开风口，尤其不要迎风而坐。

②不要为了不吹风而忽略了通风。虽说春天需要防风邪，但是也需要在白天打开门窗给房间通通风，以减少呼吸系统疾病的发生概率。

足部按摩

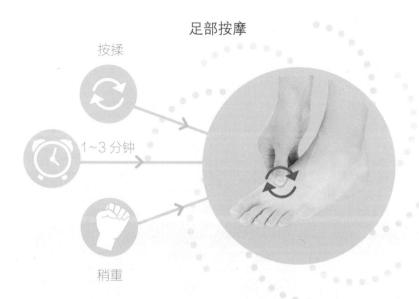

按揉

1~3分钟

稍重

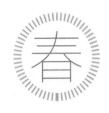

# 春季，
# 预防"上感"

"一年之计在于春"，春季是万物生长的季节，然而春季同样是流行性传染疾病的多发季，尤其是上呼吸道感染。一到春季，周围各种咳嗽声不绝于耳，预防"上感"尤其重要。

"上感"，即上呼吸道感染，是包括鼻腔、咽部或喉部急性炎症的总称，如感冒、咽炎、喉炎、细菌性咽－扁桃体炎等。春季随着气温回升，细菌和病毒也开始悄悄苏醒，变得更加活跃，病菌传播速度也变快，再加上春季气温变化大，没有及时增减衣物可能会导致感冒。另外，冬去春来，刚经历过比较寒冷的冬天，人体易受到病菌的侵袭，缺乏运动锻炼也可能会导致机体免疫力和抗病毒能力的下降，因而春季发生上呼吸道感染的概率较大。可以分别按摩手部、足部的扁桃体反射区，有助于防风驱寒。

## 手部按摩

掐按

1~3 分钟

适中

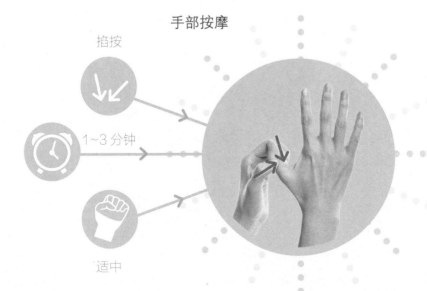

**这样取穴更精准**

· 手部扁桃体反射区：手部扁桃体反射区位于双手拇指近节背侧肌腱的两侧。用拇指与食指相对掐按，力度适中。

· 足部扁桃体反射区：足部扁桃体反射区位于双足足背跟趾第 2 节上方，肌腱的两侧。用双手拇指相对掐按足部扁桃体反射区，用力可稍重。

## 预防"上感"小贴士

①积极锻炼身体，增强免疫力；在饮食上注意营养均衡，提高身体素质和抗病毒能力。

②居住环境要注意清洁卫生，定时开窗通风，饭前便后记得洗手，出门最好戴上口罩，避免病菌感染和传播。

足部按摩

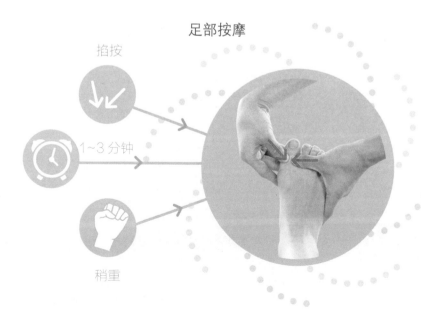

掐按

1~3 分钟

稍重

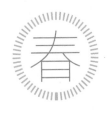

# 缓解春困
# 这样做

　　俗话说，"春困秋乏夏打盹，睡不醒的冬三月"。中医认为，春季到来，阳气上升，人体不能够适应阳气上升的速度，气血供应不足，自然就会出现困倦和疲惫的感觉。

---

　　春困可能并非睡眠不够，而是人体机能随季节变化进行自我调节的生理现象。冬季气温较低，血管收缩，人体的皮肤毛孔和汗腺闭合，以减少散热，维持正常体温。而随着春季气候渐暖，气温回升，身体的汗腺、血管由冬季收缩状态转变为舒张状态，外周血液循环逐渐旺盛，流入大脑的血液相应减少，导致大脑供血相对不足。另外，随着春季气温回升，人体的新陈代谢也逐渐变得旺盛，机体耗氧量增加，大脑供氧相对不足，大脑受到抑制，从而易出现困倦无力、昏昏欲睡的现象。可以分别按摩手部、足部的肾反射区，有助于补充肾气，提高精力。

## 手部按摩

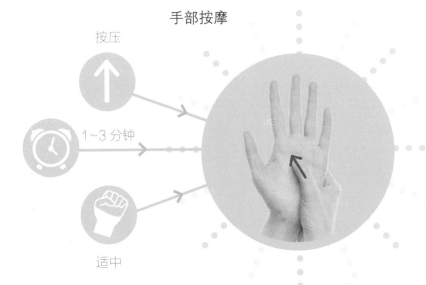

按压

1~3 分钟

适中

**这样取穴更精准**

·手部肾反射区：手部肾反射区在双手掌面第3掌骨中点，即手心处。用拇指指腹按压手掌的肾反射区，力度适中。

·足部肾反射区：足部肾反射区位于双足足掌第2跖骨下端与第3跖骨下端关节处。用拇指指腹重力按压足底的肾反射区。

## 缓解春困小贴士

①当头脑混沌不清时，不妨放下手头上的工作，让大脑适当休息5~10分钟，可以做一些令人心情放松的事情，比如听音乐、做运动等。

②经常远眺，能给视觉带来良好刺激，有助于消除春困。另外，还要适当运动，多出门呼吸新鲜空气。

足部按摩

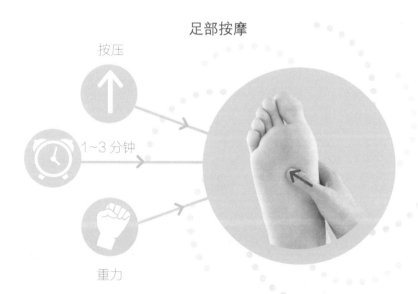

按压

1~3 分钟

重力

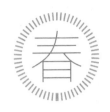

# 春暖花开，当心过敏性鼻炎

春季春暖花开，让人赏心悦目，但却容易引起各种过敏性疾病，特别是过敏性鼻炎。过敏性鼻炎若不及时进行治疗，有可能诱发鼻窦炎、鼻息肉。

春季正值春暖花开，空气中花粉、浮尘等致敏物增多，加上此阶段气候干燥多风，天气冷热不定，早晚温差大，从而造成过敏性鼻炎的好发、多发。

过敏性鼻炎又称"变态反应性鼻炎"，是指个体接触变应原后，产生相应抗体并引起一系列免疫反应，最终形成的鼻黏膜非感染性炎症，是发生在鼻部的一种上呼吸道常见疾病，可发生于任何年龄。过敏性鼻炎有明显的季节性，尤其在春季，致敏物主要是花粉、螨虫、尘土、棉絮等。可以分别按摩手部、足部的鼻反射区，有助于通利鼻窍。

## 手部按摩

按揉

1~3 分钟

适中

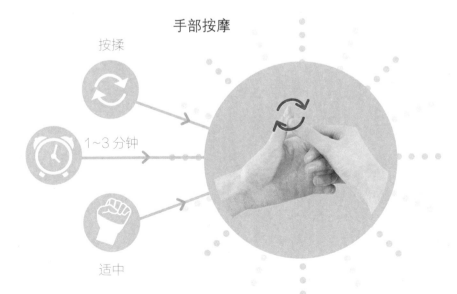

**这样取穴更精准**

·手部鼻反射区：手部鼻反射区在双手拇指第2节桡侧，赤白肉际。用拇指按揉手部鼻反射区。揉捏幅度、力度应适中，不宜过大或过小，应避免肌肤从手指间滑落。

·足部鼻反射区：足部鼻反射区位于双足大脚趾趾腹外侧，靠近趾甲上端延至其根底。用拇指和食指捏按足部鼻反射区，用力稍重。

### 预防过敏性鼻炎小贴士

①在户外时，应尽可能避免接触花草以及各种树木的花絮和散落的花粉等，还要注意避免干冷空气刺激鼻腔，外出时戴好口罩。

②感冒容易诱发过敏性鼻炎，在日常生活中根据天气变化及时增减衣服，多吃蔬菜水果，多运动，积极预防感冒，减少过敏性鼻炎发生的可能。

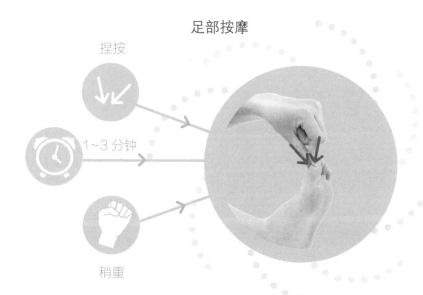

足部按摩

捏按

1~3 分钟

稍重

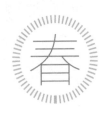

# 活血化瘀的 好时机

春季虽万物复苏，一片生机盎然，但冬春交替之际，气温变化较大，人体容易受到寒气侵袭，导致血脉凝滞。中医认为，春季对应五行中的木，五脏中的肝也属木，肝主疏泄，因而春季是活血化瘀的好时机。

血淤是指人体脏腑功能失调，出现体内血液运行不畅或内出血不能消散而造成瘀血内阻的现象。中医认为，血淤的根本原因在于气虚。因为气虚，从而推动气血的动力不足，所以就会导致血淤。春季阳气旺盛，阳气是气血运行的主要动力。因此，在春季气血受到的推动力要强一些，从而有利于畅通血脉，消除淤滞。而且春季对应五脏中的肝，肝藏血，有贮藏血液、调节血量及防止出血的功能，因而要抓住春季这个时节，适时适度活血化瘀。可以按摩手部合谷穴和足部三阴交穴，有助于疏通气血。

## 手部按摩

掐按

1~3 分钟

适中

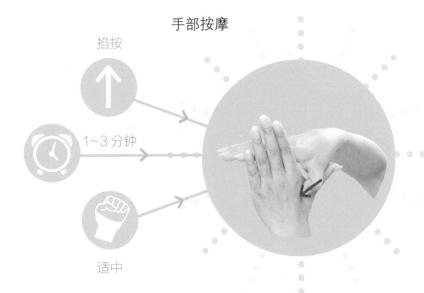

**这样取穴更精准**

· 手部合谷穴：手部合谷穴在手背，第2掌骨桡侧的中点处。用拇指指尖掐按合谷穴，力度适中，以有酸胀感为度。

· 三阴交穴：足部三阴交穴位于小腿内侧，内踝尖上3寸，胫骨内侧缘后际。用拇指指腹按揉三阴交穴，用力宜重。

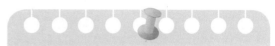

## 活血化瘀小贴士

①血淤的人大多不爱运动，不运动则血液循环不畅，反过来加重血淤的程度。可在春季出门踏青，适当运动，有助于改善血液循环，畅通气血，活血化瘀。

②要保持心情舒畅，遇到烦心事要及时排解烦恼，可参加一些有益的活动或与亲友倾诉等，都能够让肝气得到疏泄，有助于避免血淤的发生。

### 足部按摩

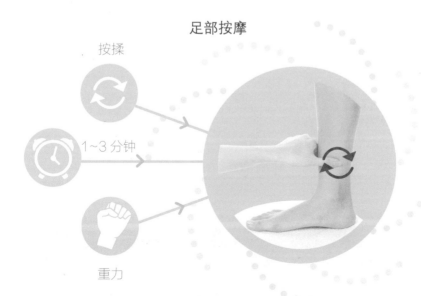

按揉

1~3分钟

重力

# 夏季养心正当时

《黄帝内经》中提到："心者，生之本，神之变也；其华在面，其充在血脉，为阳中之太阳，通于夏气。"夏天出汗多，也是伤心阴、耗心阳最多的时候，是心脏最累的季节，所以夏季养生，重在养心。

盛夏酷暑蒸灼，人易感到困倦烦躁和闷热不安，因此首先要使自己的思想平静下来，做到神清气静，切忌暴怒，以防心火内生。人体所有器官所需的气血，都要由心的工作才能推动。夏季是心脏病的高发期，要注意养心。中医认为"心与夏气相通应"，

心的阳气在夏季最为旺盛，所以夏季更要注意心脏的养生保健。夏季养生重在精神调摄，心静自然凉，保持愉快而稳定的情绪，切忌大悲大喜，以免引起心火。可以分别按摩手部、足部心反射区，有助于养心安神，保护心脏健康。

## 手部按摩

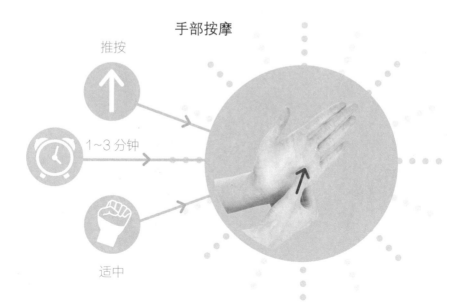

推按

1~3 分钟

适中

**这样取穴更精准**

·手部心反射区：手部心反射区位于左手掌侧，手掌第4、5掌骨之间，掌骨远端处。用拇指指腹向手指方向推按手部心反射区，动作连续均匀，力度适中。

·足部心反射区：足部心反射区位于左足足掌第4、5跖骨上端。用拇指指腹推按足部心反射区，宜用重力，用力稳健，沿骨骼走向施行。

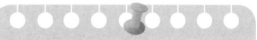

## 夏季养心小贴士

①夏季心阳旺盛，当气温升高后，人易烦躁不安，而且机体的免疫功能也较为低下。所以夏季要养护血脉，预防心血管疾病。

②调整睡眠，早起早睡有助于养护阳气，尽量不要熬夜。中午适当休息，半小时为宜。

足部按摩

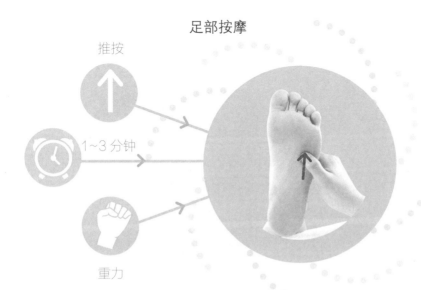

推按

1~3 分钟

重力

# 酷夏
# 清暑热

"三伏"酷暑期间，气候易现高温、暑湿、雷雨、昼长夜短、太阳辐射强等特点。夏季侵犯人体的主要外邪是暑热，夏季也最容易因暑热而导致身体出现不适。

夏季气候炎热，常常艳阳高照，热是大多数人对于夏季的印象。中医认为，夏季的主气是暑热，为火热之气。暑为阳邪，其性升散开泄，易损气伤津。若是伤津超过生理代偿的限度，则必将耗伤元气。暑热会导致人体皮肤毛孔开放，出汗增加，耗伤津液，从而会出现身倦乏力、短气懒言等现象。情况严重的时候，还可能会出现中暑，甚至会出现比较危急的症状。因此，夏季最重要的就是清暑热之气，可以按摩手部劳宫穴和足部涌泉穴。

## 手部按摩

按揉

1~3 分钟

适中

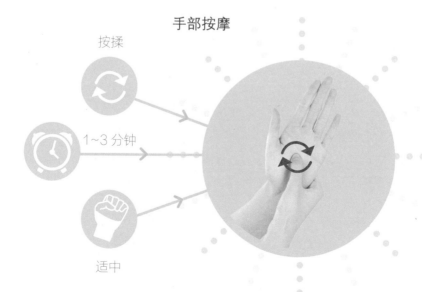

**这样取穴更精准**

·手部劳宫穴：劳宫穴在手掌区，横平第3掌指关节近端，第2、3掌骨间偏于第3掌骨。用拇指指腹按揉手部劳宫穴，力度适中，并逐渐加重，以有酸胀感为度。

·足部涌泉穴：涌泉穴位于足底，屈足卷趾时足心最凹陷中。用拇指指腹推按足部涌泉穴，用力宜重，以有酸胀感为宜。

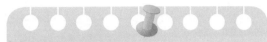

## 清暑热小贴士

①穿透气性好的衣物，有利于散热，能够快速地将身体内的热量散出去，从而起到降低体温的效果。

②适当避免过多户外活动，尤其是要避免长时间在烈日下暴晒。最好待在阴凉通风的地方，调节好居住和工作环境的温度，避免温度过高。

足部按摩

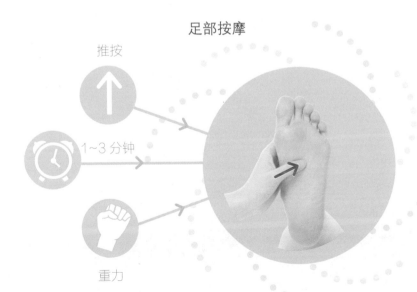

推按

1~3分钟

重力

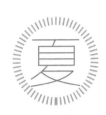

# 长夏
# 健脾祛湿

立秋起至秋分期间我国大部分地区气温仍酷热，古人将这段日子称为"长夏"。它与五脏当中的脾相对应，所以在长夏要格外注意脾胃的调理。

长夏气候潮湿，空气中湿度大，大气压偏低，也是我们感觉夏季较难受的时候。长夏主要的特点是湿，受影响较大的脏腑是脾，脾脏喜燥而恶湿，而湿又好伤人阳气，尤其是脾阳。

在夏天的时候很多人会表现出食欲不振、消化吸收能力下降、脘腹胀痛等问题，这是因为脾受到了湿气的侵扰而受损，使得脾气不能正常运化，导致气机不畅，从而出现一系列的不适症状。可以分别按摩手部、足部的脾反射区，有助于健脾祛湿。

## 手部按摩

点按

1~3分钟

适中

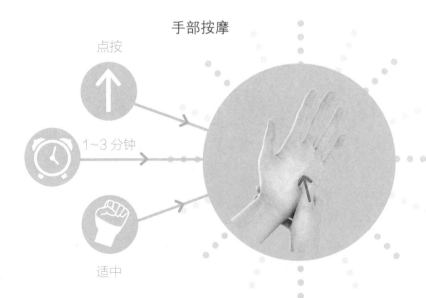

**这样取穴更精准**

·手部脾反射区：手部脾反射区在左手掌面，第4、5掌骨远端之间。用拇指指尖点按手部脾反射区，力度适中。

·足部脾反射区：足部脾反射区位于左足足掌第4、5跖骨下端。用拇指指腹推按足部脾反射区，用力宜稍重。

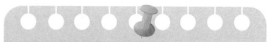

## 健脾祛湿小贴士

①保养脾胃关键是要进行饮食调理，一日三餐定时定量，营养均衡，合理搭配，切忌暴饮暴食。多吃绿色蔬果，以促进消化。

②中医认为，思伤脾。过度的思虑对脾会有伤害，而夏季天气湿热，令人烦躁，不利于养脾。因此要注意控制自己的情绪，调养情志，心平气和地面对生活。

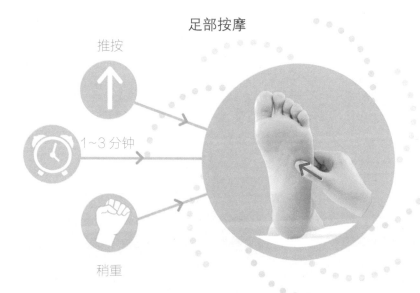

足部按摩

推按

1~3 分钟

稍重

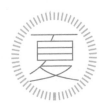

夏

# 夏季贪凉，
# 当心腹泻

夏季烈日炎炎，各种冷饮、冰镇饮料等都是夏季解暑清凉的神器。但同时，由于夏季许多人喜爱冷饮，所以夏季也是腹泻的高发时节。

每年的 5~8 月都是腹泻的高发期，夏季腹泻常表现为腹泻、腹痛、腹胀、恶心欲吐等症状，也会有四肢酸痛、疲倦乏力等症状。中医认为，腹泻多因风、寒、湿所致，好发于脾虚或阳虚之人。

脾胃为后天之本，气血生化之源，故内伤脾胃，百病由生。脾胃在维持身体健康中起着重要作用。脾虚则脾胃运化之力下降，

饮食不当则脾胃易伤，阳虚则卫外不固，易遭风寒等邪气侵袭。腹泻每因寒中而发，或外感受凉，或进食生冷而内伤阳气；寒中而损伤脾胃、阳气，脾胃运化失常发为腹泻。夏季可以经常按一按手部胃脾大肠区反射区和足部横结肠反射区，有助于防治脾胃不适。

## 手部按摩

按揉

3~5 分钟

适中

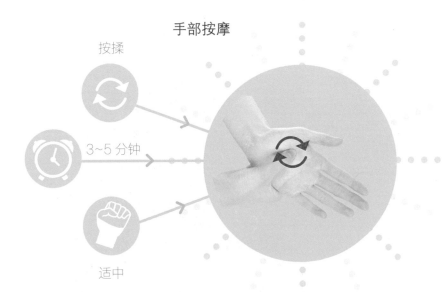

**这样取穴更精准**

·手部胃脾大肠区反射区：手部胃脾大肠区反射区位于双手掌面，第1、2掌骨之间的椭圆形区域。用拇指指腹按揉手部胃脾大肠区反射区，力度适中。

·足部横结肠反射区：足部横结肠反射区位于双足足掌中间，第1跖骨至第4跖骨下端的横带状区域。用拇指指腹推按足部横结肠反射区，宜用重力，动作连续、均匀，力度逐渐加大。

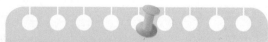

## 缓解腹泻小贴士

①腹泻严重或出汗较多者，应适当喝一些汤水，以补充体内水、维生素和电解质的不足。平时就容易腹泻的朋友，在夏季更要多加注意补充水分，同时注意腹部保暖。

②要注意饮食卫生，食用干净、卫生的食物，避免食用剩菜、剩饭、过期食品等，否则容易感染病菌，导致急性胃肠炎，引起腹泻。

足部按摩

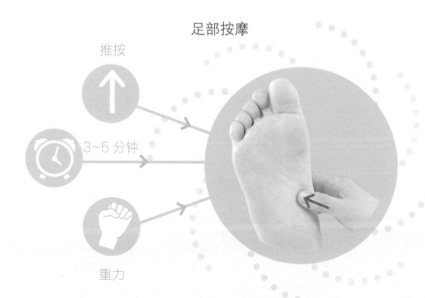

推按

3~5分钟

重力

# 警惕"空调病"

在夏季高温下，为了散热，人体毛孔会张开，但是进了空调房之后，人体毛孔来不及收缩，大量的冷气进入体内，导致寒湿过重，就可能会出现打喷嚏、流清涕、昏昏沉沉等症状。

"空调病"主要是指人长期待在相对封闭的空调房内，继而出现头昏、头痛、食欲不振、关节酸疼，甚至出现上呼吸道感染等一些相关的症状，又称为"空调相关症候群"。

"空调病"并不是独立的疾病，而是临床综合征，主要发生在夏季。"空调病"的临床表现也因人而异，一般来说呼吸道、关节肌肉和神经系统容易受累，还可能出现畏寒发热、疲乏无力、头昏、头痛、皮肤发紧发干，甚至皮肤过敏等症状。可以分别按摩手部、足部的喉、气管反射区，有助于宣肺止咳，防治呼吸系统疾病。

**手部按摩**

推按

1~3 分钟

适中

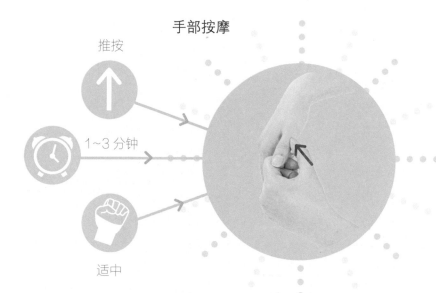

**这样取穴更精准**

·手部喉、气管反射区：手部喉、气管反射区位于双手拇指近节指骨背侧中央。用拇指指腹推按手部喉、气管反射区，力度适中。

·足部喉、气管反射区：足部喉、气管反射区位于双足足背第1跖趾关节外侧。用拇指指腹推按足部喉、气管反射区，用力宜稍重。

## 防"空调病"小贴士

①避免人体被空调风口直吹；在空调环境内注意补充水分；在空调房里待的时间不宜过长；每天定时关闭空调，开窗换气。

②定期对空调进行清洗和消毒，避免空调中残留的灰尘和细菌随着空调的冷风吹到空气中，被吸入体内，从而引发疾病。

### 足部按摩

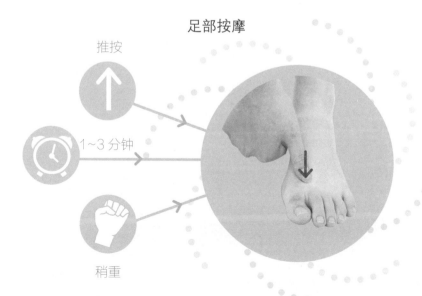

推按

1~3 分钟

稍重

# 足底迎风
# 危害大

夏季炎热，许多人晚上喜欢开窗睡觉，尤其是喜欢将双脚朝向窗户的方向，让双脚感受夜晚的习习凉风。殊不知，足底迎风对身体有很大的危害。

人类的双脚不仅支撑着人的体重，而且拥有人体许多重要的神经、穴位和经络，足底对外界的刺激反应相当敏感。根据中医相关理论，人体各脏腑器官在足底都有相应的反射区。夜晚，当人体处于熟睡状态时，身体的各个器官都处于放松、自然的状态，而本身御寒功能就较差的双脚很容易受到寒气、湿气的侵袭和刺激。这样就容易导致经络系统处于紊乱的状态，身体的免疫功能下降，引起身体的一些病变，伤风、感冒就会频繁发生。所以，夏季夜晚睡觉时，应尽量避免双脚受寒。可以按摩手部商阳穴和足部申脉穴，有助于补阳益气、疏风散寒。

## 手部按摩

掐按

100~200次

适中

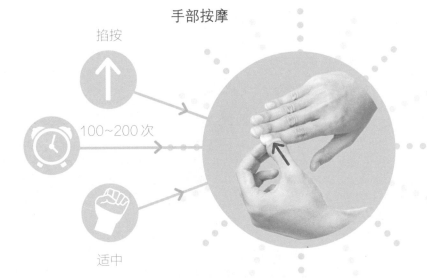

**这样取穴更精准**

·手部商阳穴：手部商阳穴在手指，食指末节桡侧，指甲根角侧上方0.1寸（指寸）。用拇指指尖掐按手部商阳穴，力度宜适中，以有酸胀感为宜。

·足部申脉穴：足部申脉穴在踝区，外踝尖直下，外踝下缘与跟骨之间的凹陷中。用拇指指腹按揉足部申脉穴，力度适中，以有酸胀感为宜。也可以用艾灸疗法刺激10~15分钟，不要太过强烈。

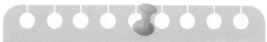

## 足底防风小贴士

①夏季天气炎热，要尽量避免因贪凉而让足部受凉。晚上睡觉最好不要开窗或窗户不要开得过大，尤其是不要把脚对着风口；平时在空调房里也不宜穿凉鞋。

②每晚用热水泡脚，也可以用中草药足浴包泡脚，每次泡脚大约15分钟，有助于疏通气血，缓解疲劳。

足部按摩

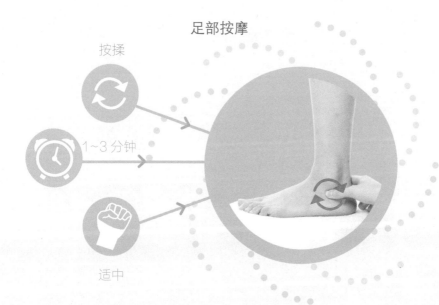

按揉

1~3 分钟

适中

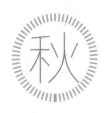

# 秋季养肺
# 正当时

进入秋季后，随着天气越来越凉，人体内的阴气也会逐渐变得旺盛。所以，在秋季要做好人体阴长阳消的过渡，此时养肺就尤为重要。

秋季，天气多是比较干燥的，肺部健康可能会出现问题，人体容易出现咳嗽、口唇干燥、声音嘶哑等症状。肺是呼吸器官，当肺出现问题时，也会影响到身体其他器官的健康。所以，秋季一定要做好对肺的养护工作。

根据五行学说，五脏中的肺，对应自然界的秋季，肺主皮毛，开窍于鼻。所以外感燥邪多从肌肤、口鼻而入，其病常从肺开始。秋病从肺起，秋季养生要顺应自然界敛藏之势，收藏阴气，使精气内聚，以滋养五脏，应防止劳伤太过，以免阴气外泄。可以分别按摩手部、足部的肺和支气管反射区，有助于补气益气，增强肺脏功能。

## 手部按摩

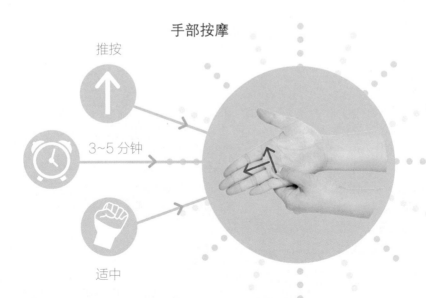

推按

3~5 分钟

适中

**这样取穴更精准**

·手部肺、支气管反射区：手部肺反射区在双手掌面，横跨第2、3、4、5掌骨，靠近掌指关节的带状区域；手部支气管反射区在双手中指第3近节指骨。用拇指从尺侧向掌侧推按2分钟，再由中指根部向指尖方向推按2分钟，掐按中指根部敏感点1分钟。

·足部肺和支气管反射区：足部肺和支气管反射区位于双足足掌第2、3、4、5趾骨上端关节，中部通向第3趾骨中节呈"⊥"形区域。用拇指指腹推按足部肺和支气管反射区，宜用重力。

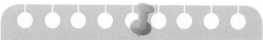

## 秋天养肺小贴士

①秋天阳气外泄得比较严重，所以要注意平时尽量不要熬夜，也不要经常睡懒觉，避免体内阳气过多地损耗，导致肺脏损伤。

②饮食多酸少辛，酸味食物可以滋阴润肺，所以在秋季可适当多吃一些酸味食品；辛味则会导致肺气发散，不利于健康，所以秋季应少吃辛味食物。

**足部按摩**

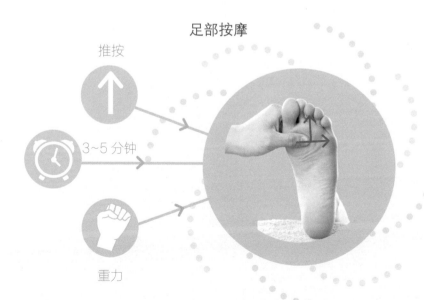

推按

3~5 分钟

重力

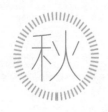

# 秋季
# 养阴防燥

秋季阳气渐收，阴气生长，因而保养体内阴气十分重要，而养阴的关键又在于防燥。所以，秋季养生要养阴防燥。

随着秋季的到来，气温渐渐降低，万物归于收藏，按照"春夏养阳，秋冬养阴"的原则，秋季应养阴防燥。中医认为，秋季的主气为燥，所以气候干燥、湿度较低的秋季，人体容易受到燥邪侵袭致病。燥邪容易耗伤津液，致使阴血亏耗，病变可涉及肺、胃、肝、肾。秋天容易"秋燥"，秋燥可伤肺，容易发生咳嗽或干咳无痰、口舌干燥等症状。因此，秋季应把握好养收之道，注意滋养肺脏，防止秋燥伤肺，可以按摩手部太渊穴和足部太溪穴，使肺气清，呼吸平和。

## 手部按摩

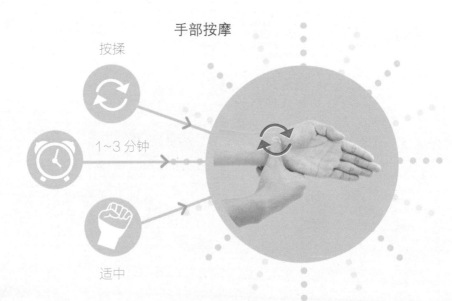

按揉

1~3分钟

适中

**这样取穴更精准**

·手部太渊穴：手部太渊穴位于腕前区，桡骨茎突与舟状骨之间，拇长展肌腱尺侧凹陷中。用拇指指腹按揉手部太渊穴，力度适中，以有酸胀感为度。

·足部太溪穴：足部太溪穴位于踝区，内踝尖与跟腱之间的凹陷处。用拇指指腹按揉足部太溪穴，力度适中，不可用力过度。也可以用艾灸疗法刺激 10~15 分钟。

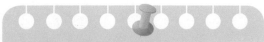

## 养阴润燥小贴士

①秋季常使人心生凄凉之感，产生忧郁、烦躁等不良情绪。在精神调养上也应顺应季节特点，以"收"为要，做到心境宁静。

②食用一些养阴润燥的食物，比如银耳、梨、薏仁等，有滋阴润燥、和胃止呕、清热解毒的功效。秋季干燥，也可以用加湿器，增加室内湿度。

足部按摩

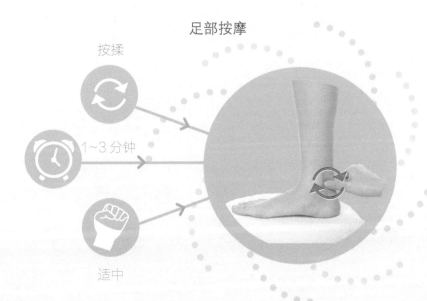

按揉

1~3 分钟

适中

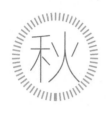

# "多事之秋"
# 防伏暑

伏暑是指发于秋季的一种急性热病。伏暑的发生，一般是多日感受暑湿，伏藏体内，未即发病，至秋冬为时令之邪所诱发。

---

夏月感受暑邪，郁伏于体内，未即时发病，至深秋或冬月，由当令时邪触动诱发而成伏暑。伏暑具有起病急骤、口干舌燥、发热、心烦等症状，可伴有胸腹灼热、大便溏而不爽，或夜热尤甚，身发斑疹等症状。发病之初必兼有卫表见证，卫气同病者暑湿证候明显，卫营同病者暑热证候突出。病变所及部位、脏腑，主要是卫表、肺、胃、肠、胆等。可以按摩手部合谷穴和足部复溜穴，止汗、发汗两全。

## 手部按摩

掐按

1~3 分钟

适中

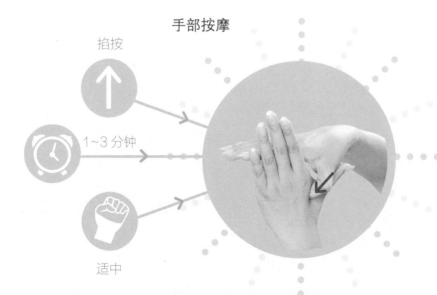

**这样取穴更精准**

·手部合谷穴：手部合谷穴在手背第2掌骨桡侧的中点处。用拇指指端掐按手部合谷穴，力度适中，宜有酸胀感觉为佳。孕妇慎用。

·足部复溜穴：足部复溜穴在小腿内侧，内踝尖上2寸，跟腱的前缘。用拇指指腹推按足部复溜穴，力度适中，以有酸胀感为度。

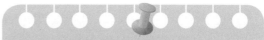

## 预防伏暑小贴士

①加强身体锻炼，增强体质，防止病邪入侵。还要讲究个人卫生，保持环境卫生，注意灭蚊、灭鼠、灭螨，防止病菌传染。

②夏日出门要备好防晒用具，如打遮阳伞、戴遮阳帽、戴太阳镜等。此外，在夏季，衣服尽量选用棉、麻、丝类的织物，有利于吸汗、散热。

足部按摩

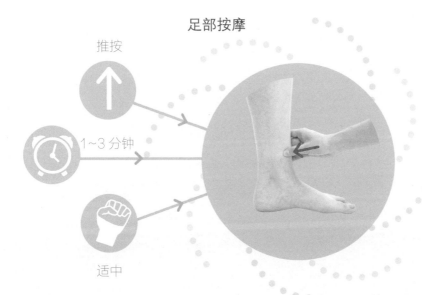

推按

1~3分钟

适中

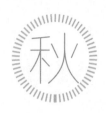

# 秋季预防
# 呼吸道疾病

秋季由于早晚温差比较大，很多人的呼吸道容易受到气候变化的影响，比如哮喘或慢性阻塞性肺病的患者，都会出现反复发作的情况，其中呼吸道感染是较多见的。

秋季气候干燥，比较利于病菌繁殖。与此同时，秋季天气转凉，大部分人的抵抗能力开始下降，容易受到病菌的侵袭。在日常生活中，呼吸道作为抵御病菌入侵的第一道防线，往往也是最先受到病菌影响的，从而很容易导致呼吸道感染的情况发生。特别是老人和幼儿等免疫力低下的人群，更容易出现呼吸道感染问题。可以按摩手部肺点、足部肺和支气管反射区，有滋阴润肺、止咳平喘的作用。

## 手部按摩

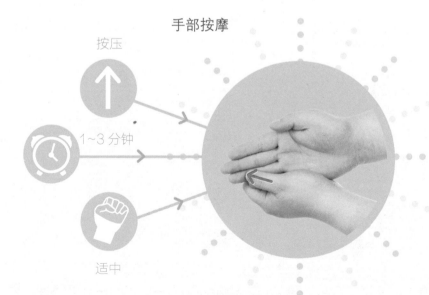

按压

1~3 分钟

适中

**这样取穴更精准**

·手部肺点：手部肺点位于掌面，无名指第2、3指骨间横纹的中点。用拇指指尖按压手部肺点，力度适中。

·足部肺和支气管反射区：足部肺和支气管反射区位于双足足掌第2、3、4、5趾骨上端关节，中部通向第3趾骨中节呈"⊥"形区域。用拇指指腹推按足部肺和支气管反射区，宜用重力。

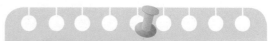

## 预防呼吸道疾病小贴士

①注意勤洗手。使用肥皂或洗手液并用流动水洗手，不用污浊的毛巾擦手。双手接触呼吸道分泌物后（如打喷嚏后）应立即洗手。

②保持良好的呼吸道卫生习惯。咳嗽或打喷嚏时，避免用手触摸鼻或口，可用纸巾、毛巾等遮住口鼻。

足部按摩

推按

3~5分钟

重力

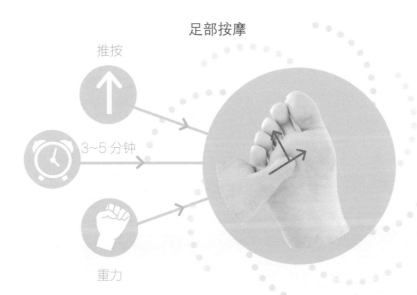

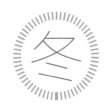

# 冬季养肾
# 正当时

冬季是万物枯萎的季节，生命进入冬蛰时期，人体的新陈代谢也日益缓慢下来，进入养藏时期。冬季寒冷，容易耗伤肾阳，肾脏在冬季较为脆弱，所以在冬季要尤其注意养肾。

肾脏是生命之本，精、气、神的源泉，阴精阳气的发源地。中医认为,肾脏对应五行中的水，是水脏，对应的季节是冬季。而冬季为水运，水在天为寒，在脏为肾，寒冷与肾脏相对应。所以，冬季养生之要在于养肾。另外，冬季干燥，人体容易神火过旺，无形中加重了肾脏负担，容易导致肾脏病、遗尿、尿失禁、水肿等，对健康不利。可以分别按摩手部、足部肾反射区，有助于增强肾脏功能。肾养好了，就可以使阳气盛藏于内，精力充沛，阳气充盛，从而确保来年生机勃勃，有旺盛的生命力。

## 手部按摩

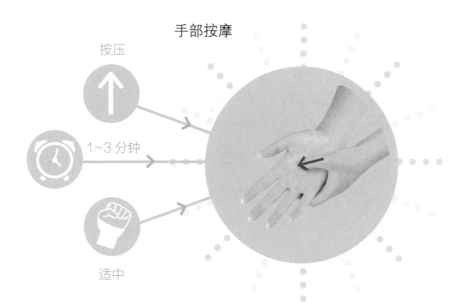

按压

1~3 分钟

适中

**这样取穴更精准**

·手部肾反射区：手部肾反射区在双手掌面第3掌骨中点，即手心处。用拇指指腹按压手部肾反射区，力度适中。

·足部肾反射区：足部肾反射区位于双足足掌第2跖骨下端与第3跖骨下端关节处。用食指关节重力点按足部肾反射区。

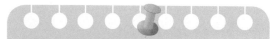

## 冬天养肾小贴士

①护肾先护脚，肾经起于足底，冬天足部容易受到寒气的侵袭。足部在冬季要特别注意保暖，睡觉时不要将双脚裸露在被子外面，不要赤脚在地板上行走等。

②大小便要通畅。大小便不畅不仅使人心烦气躁、胸闷气促，而且会伤及肾脏。因此，保持大小便通畅，养成每天排便的好习惯，也是养肾的好方法。

### 足部按摩

点按

1~3分钟

重力

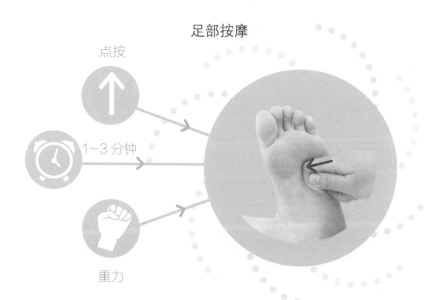

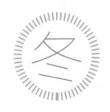

# 寒冬
# 驱寒暖胃

俗话说，"十个胃病九个寒"。到了冬季，寒冷的天气可导致胃肠功能失调，胃容易出现问题。且冬季气候处于"阳消阴长"的过程，此时气温变化较大，昼夜温差悬殊，是胃病容易发作的时期。

到了冬季，随着天气的变冷，稍微吃一些寒凉的食物，胃就会疼痛，并且明显能感受到胃很凉。有的人甚至到了冬季就经常性胃痛，还经常腹泻，这些都与冬季寒冷气候有关。由于外界的变化，温度由高到低，胃寒的人就很容易受寒气侵袭。此外，冬季天气寒冷，身体为了御寒，大量血液流向周身，使得胃肠血液运行减少，从而使得胃肠功能下降，所以胃寒在冬季是比较容易发作的。而人们患胃寒还有一个常见原因就是饮食习惯不好，饮食不规律。比如有些人冬季仍然食用各类生冷食物，易损伤胃中阳气，从而引起胃寒。总而言之，冬季要注重胃部的保暖，可以分别按摩手部、足部胃反射区，有助于驱寒暖胃。

## 手部按摩

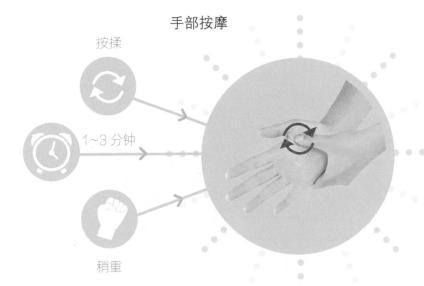

按揉

1~3 分钟

稍重

**这样取穴更精准**

·手部胃反射区：手部胃反射区位于双手第 1 掌骨体远端。用拇指指腹按揉手部胃反射区，用力宜稍重。

·足部胃反射区：足部胃反射区位于双足足掌第 1 跖骨中段。用拇指和食指相对捏按足部胃反射区，用力宜稍重。

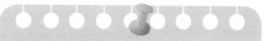

### 驱寒暖胃小贴士

①冬季寒冷，患有慢性胃炎的人要特别注意胃部的保暖，适时增添衣物，夜晚睡觉盖好被褥，以防腹部着凉而引发胃痛或加重症状。

②适当的体育锻炼可以提高自身免疫力，有利于身体健康。运动可以使身心愉悦、劳逸结合，尤其可以减少胃部的疾病复发。

**足部按摩**

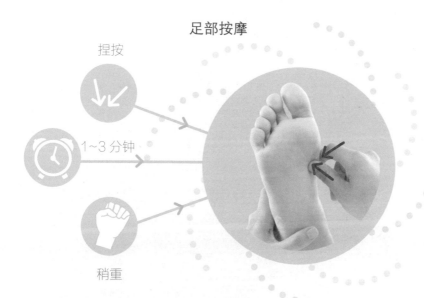

捏按

1~3 分钟

稍重

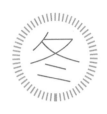

# 冬季天寒，
# 手脚冰凉

冬季出现手脚冰凉是一种正常的生理现象。气温降低会使血管收缩，血液回流能力减弱，使得手脚，尤其指尖、脚尖等部位的血液循环不畅，末梢神经循环不好，从而造成手脚冰凉。

到了冬季，人体的阳气处于虚弱的状态，温煦四肢的功能会出现相应的下降，甚至会出现阳气对水液代谢，或者对其他脏腑的推动功能下降的情况。阳气乃生命之本，温煦身体是其重要的功能之一。若阳气不足，无法运达至手脚等肢体躯干的末梢部位，便会出现畏寒、手脚冰凉等现象。因此，缓解手脚冰凉的一个重要的方法就是调理身体，可以按摩手部阳池穴和足部涌泉穴，提升阳气。

### 手部按摩

推按

1~3 分钟

适中

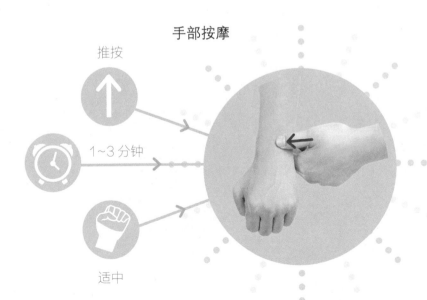

**这样取穴更精准**

· 手部阳池穴：手部阳池穴在腕后区，腕背侧远端横纹上，指伸肌腱的尺侧缘凹陷中。用拇指指腹推按手腕处的阳池穴，用力适中。

· 足部涌泉穴：足部涌泉穴位于足底，屈足卷趾时足心最凹陷中。用拇指指腹重力按揉足底的涌泉穴。

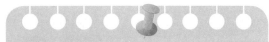

## 手脚冰凉小贴士

①睡前用热水泡手、脚，不但可以促进四肢的血液循环，还有促进睡眠的作用。泡完并擦干后，应立刻穿上棉袜保暖，睡觉时也可穿着。

②多食用一些有足够热量的食物，如肉类、面食、蛋、奶等，以增加机体的产热量，但肥胖者、糖尿病患者等要慎食高热量食物。

足部按摩

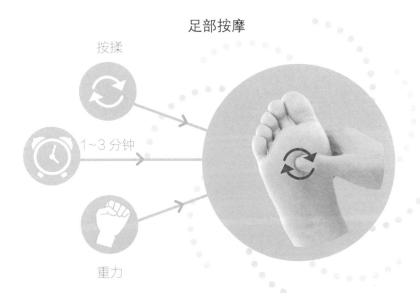

按揉

1~3分钟

重力

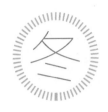

# 冬季谨防
# 寒邪入体

冬季天气寒冷，寒邪易由外而内入侵人体，所以要注意防寒保暖，以防寒邪入侵致病。容易受到寒邪侵袭的部位有头部、肩颈、背部、口鼻等处。

冬季对应五行中的土，冬季气温下降，土壤较其他季节更为坚硬；对应于人体，则是寒冷使机体阳气内收，令内防更加坚固，为来年的升发养精蓄锐。冬季气候寒冷，人体最容易受到寒邪侵袭。邪属阴，其特点为凝滞、收引，所以冬季人体受寒会蜷缩，肌肉收紧，这也是机体为了减少散热而产生的本能反应。寒邪伤人，可能会导致血流变慢，形成血淤和血栓，易引发心脑血管疾病。另外，很多慢性疾病也和寒邪有关，比如慢性气管炎、慢性腹泻、胃痛、关节疼痛、痛经等病症在冬季症状往往会加重。可以按摩手部心反射区和足部涌泉穴，有助于活血化瘀、祛除寒湿。

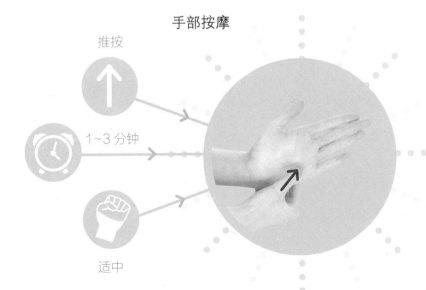

**手部按摩**

推按

1~3 分钟

适中

**这样取穴更精准**

·手部心反射区：手部心反射区位于左手掌侧，手掌及手背部第4、5掌骨之间，掌骨远端处。用拇指指腹向手指方向推按手部心反射区，力度适中。

·足部涌泉穴：在足底，屈足卷趾时足心最凹陷中。用手指指腹推按足部涌泉穴，用力应重，以有酸胀感为度。

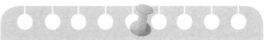

### 防寒邪小贴士

①熬夜会内耗气血，易使寒邪乘虚入侵人体，导致经络阻塞。所以，要保证充足的睡眠，以防寒邪伤身。

②在日常生活中注意保暖，不要长时间露脚踝、露肚脐，尤其要注意足部保暖。

足部按摩

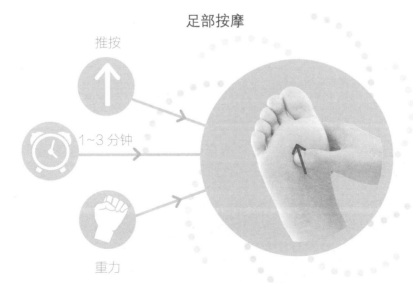

推按

1~3分钟

重力

# 缓解
# 鼻腔干燥

冬季空气干燥，容易使鼻腔黏膜干燥，毛细血管易破裂出血。很多人在晨起和睡前会觉得鼻腔很干，可以擤出很多干痂，严重者甚至有鼻出血的情况。

鼻腔干燥在冬季是一种比较常见的现象，鼻腔内会有干燥感、异物感、灼热感，或有刺痒感，鼻涕较少。有人喜欢挖鼻、揉鼻，以减轻症状，常因此发生鼻衄，但量不多，可伴有口干唇干、干咳无痰等。冬季空气中的水分比较少，所以空气会很干燥，本身就有上火症状的人，很容易鼻腔干燥，并且还有鼻子流血的可能，从而对生活造成影响。可以按摩手部鼻反射区和足部足通谷穴，有助于通利鼻窍、升清降浊。

## 手部按摩

按揉

1~3 分钟

适中

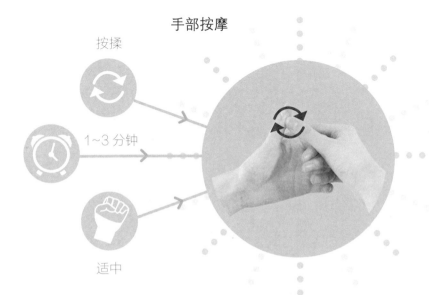

## 这样取穴更精准

·手部鼻反射区：手部鼻反射区在双手拇指第 2 节桡侧，赤白肉际。用拇指按揉手部鼻反射区，揉动的幅度和力度应适中，不宜过大或过小。

·足部足通谷穴：足部足通谷穴在足趾，第 5 跖趾关节的远端，赤白肉际处。用拇指指腹点按足部足通谷穴，用力宜重。

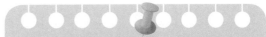

### 缓解鼻腔干燥小贴士

①多喝水，适时、适量给身体补充水分，促进身体新陈代谢。还可以用热开水熏鼻子：倒一杯热开水，对着杯口吸气，让水蒸气熏一熏鼻腔。

②在室内放一台加湿器，或是晚上在室内放一盆清水，保证室内空气的湿度；每天用湿布擦 2 次地板也能起到一定的保湿作用。

足部按摩

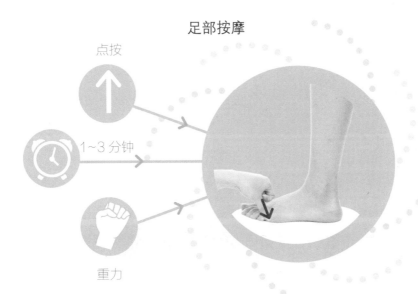

点按

1~3 分钟

重力

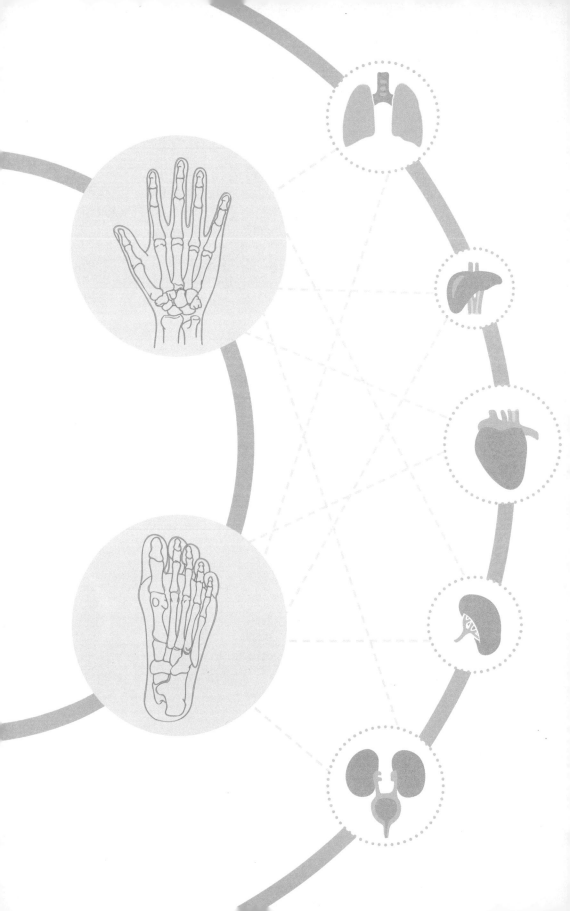

# 第六章
# 远离常见病，
# 摆脱亚健康

日常生活中，人们免不了会患头痛、感冒、咳嗽等小病小痛，或者被腹泻、便秘等问题困扰，严重影响健康和生活。本章为您列出了生活中的常见病症，并给出了对症的手部按摩和足部按摩方案。每天按一按手、捏一捏脚，摆脱亚健康。

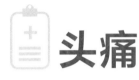

# 头痛

头痛是临床常见的症状，通常发生于头颅上半部，包括眉弓、耳轮上缘和枕外隆突连线以上部位的疼痛，统称"头痛"。

**1**

**按按手**
**额窦反射区**

用夹子夹住手指顶端的额窦反射区，每个手指约1分钟。

*也可以用拇指和食指相对捏按五指指端。*

**2**

**按按手**
**大脑反射区**

用拇指和食指指腹捏按手部大脑反射区1~3分钟。

*力度适中，以有酸胀感为宜。*

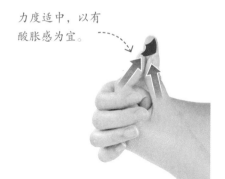

## 这样做！缓解头痛 🔍

- 头痛时要注意休息。头痛发作时，在较为安静的房间里休息一会儿可有所缓解，不要做剧烈运动，以免加剧疼痛。
- 将双手的10个指尖，放在头部最痛的地方，像梳头那样进行快速按摩。每次梳摩来回100次，有助于缓解头痛。

*温馨提示：本章为方便读者，特将按摩部位标出，仅供参考。*

## 病位按摩

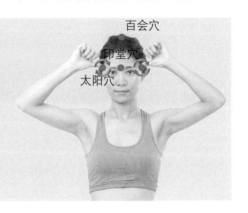

百会穴
印堂穴
太阳穴

　　头痛病位在头部，按摩头部穴位可以缓解疼痛。可以用拇指指腹按揉头部的太阳穴、百会穴、印堂穴，有助于通窍醒神，缓解头痛。

**3** **按按脚**
**大脑反射区**

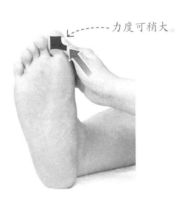

用拇指指腹推按足部大脑反射区1~3分钟。

力度可稍大。

**4** **按按脚**
**小脑、脑干反射区**

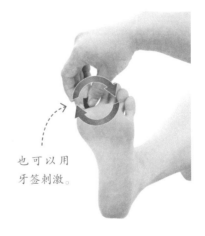

用拇指和食指指腹按揉足部小脑、脑干反射区1~3分钟。

也可以用牙签刺激。

- 预防和矫正各种不良姿势，避免头颈和肩背部肌肉持续性收缩引起的头痛，比如长期低头伏案工作，操作电脑时离屏幕过近，长时间低头玩手机等。尽量隔30分钟或1小时起身活动一下。
- 保证充足的睡眠时间，提高睡眠质量。不要熬夜，长时间睡眠不足或睡眠质量不好也容易引起头痛。
- 饮食清淡，少吃生冷、寒凉的食物，少喝咖啡，以免刺激神经，引起头痛。

# 感冒

感冒又称"上呼吸道感染"，临床表现为鼻塞、打喷嚏、流涕、发热、咳嗽、头痛等。按摩有助于增强免疫功能和机体的各项生理功能，使机体发挥自身的抗病能力，抵抗病毒和细菌的感染。

## 1 按按手
### 胸腔呼吸器官区反射区

用拇指指腹按揉手部胸腔呼吸器官区反射区 3~5 分钟。

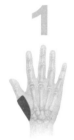

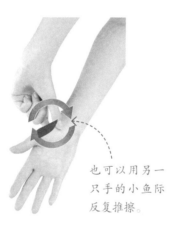

也可以用另一只手的小鱼际反复推擦。

## 2 按按手
### 肺点

用拇指指腹点揉手部肺点 1~3 分钟。

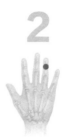

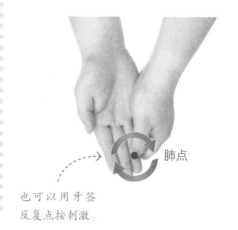

肺点

也可以用牙签反复点按刺激。

## 这样做！缓解症状 🔍

- 多卧床休息，保证充足睡眠。
- 清淡饮食，少吃油腻、煎炸、生冷的食物。
- 遵照医嘱，按时服药，不要滥用抗生素。
- 劳逸结合，循序渐进地进行适当的体育运动。
- 保持良好的个人卫生习惯，勤洗手；保持环境清洁和通风。

## 辅助按摩

中医认为，感冒的主要病因是风邪。风邪引起的感冒与气候骤变、淋雨受凉、出汗后伤风等有密切关系。可以让家人用手掌反复摩擦患者背部脊柱以及背部膀胱经第一侧线，使局部擦热，以疏散风邪，缓解感冒。

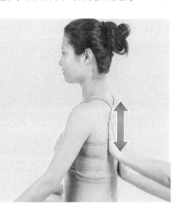

**3** **按按脚**
## 鼻反射区

用拇指和食指指腹捏按足部鼻反射区1~3分钟。

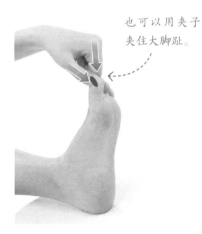

也可以用夹子夹住大脚趾。

**4** **按按脚**
## 肺和支气管反射区

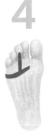

用拇指指腹推按足部肺和支气管反射区3~5分钟。

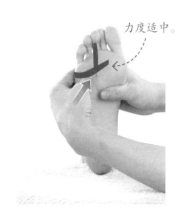

力度适中。

- 在呼吸道疾病高发季节（初春、秋末冬初），尽量少去人群密集的公共场所，出门最好戴口罩，防止交叉感染。
- 感冒期间应注意休息，多喝白开水。夏日可以用藿香、佩兰泡茶饮用，以加强发汗解表的作用；冬季可用生姜、大枣等煮水，以助祛寒解表之功。
- 可以用温水泡脚，注意水温不能太高，在40℃左右即可，泡脚的时间也不能太长，15分钟左右就可以。

# 咳嗽

中医认为，引起咳嗽的原因总体可分为外感和内伤两类。外感多是感受风寒、风热、风燥之邪，导致肺的宣降功能失常而出现咳嗽症状；内伤可能是由于肺气虚、痰湿蕴肺、痰热郁肺等导致咳嗽。

**1** **按按手**
**胸腔呼吸器官区反射区**

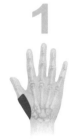

用拇指指腹按揉手部胸腔呼吸器官区反射区3~5分钟。

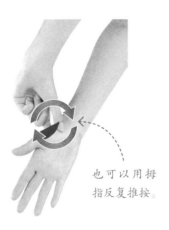

也可以用拇指反复推按。

**2** **按按手**
**肺、支气管反射区**

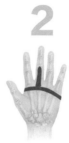

用拇指指腹推抹手部肺、支气管反射区3~5分钟。

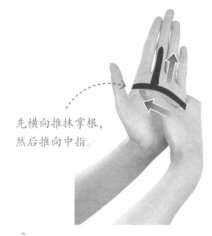

先横向推抹掌根，然后推向中指。

## 这样做！止咳平喘 🔍

- 多喝温开水，吃一些有助于化痰润肺的食物，比如白萝卜、雪梨、百合、干贝等。
- 不要吃辛辣刺激的食物，避免对喉咙造成刺激，加剧咳嗽。
- 平时要加强锻炼，经常运动。运动可以增强心肺功能，有助于提高免疫力，增强机体防病抗病的能力。

## 病位按摩

按摩缓解咳嗽，重在宣肺理气，化痰止咳，调理肺、脾。选取膻中穴、天突穴、乳根穴，用手指按揉这些穴位，力度适中，以宽胸理气；并可轻轻拍打肺经，以调理气机。

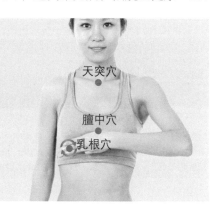

天突穴

膻中穴

乳根穴

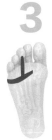

**3**

### 按按脚
### 肺和支气管反射区

用拇指指腹推按足部肺和支气管反射区3~5分钟。

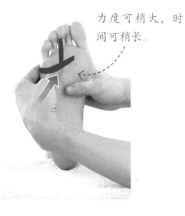

力度可稍大，时间可稍长。

**4**

### 按按脚
### 喉、气管反射区

用拇指指腹推按足部喉、气管反射区1~3分钟。

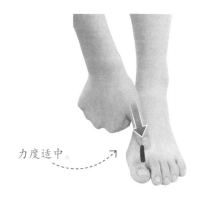

力度适中。

- 根据气候转变及时增减衣物，避免由于衣物单薄受寒或衣物过厚受热引起身体受到外邪侵袭而引发咳嗽。
- 尽量少去人群密集或空气不太流通的密闭场所，这些场所容易传播病毒，引起交叉感染；在家里也要经常开窗通风换气。

# 哮喘

哮喘是指反复发作的喘息、胸闷气短或咳嗽等，遗传和环境是导致哮喘发生的主要因素。哮喘不易根治，离不开药物防治，而按摩疗法是防治哮喘常用的辅助疗法。

**1** **按按手**
**胸腔呼吸器官区反射区**

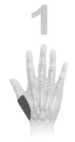

用拇指指腹按揉手部胸腔呼吸器官区反射区3~5分钟。

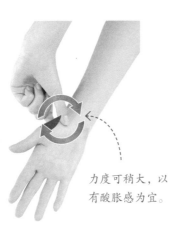

力度可稍大，以有酸胀感为宜。

**2** **按按手**
**咳喘点**

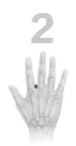

用牙签点按刺激手部咳喘点1~3分钟。

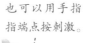

也可以用手指指端点按刺激。

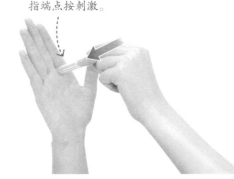

## 这样做！止咳平喘 🔍

● 对于哮喘患者来说，要坚持长期治疗。如果能在季节变化之前给予预防性治疗，可使症状减轻，减少或不出现急性发作。

● 患者应积极锻炼身体，增强体质，防止受凉及过度疲劳。

● 有过敏性病史者，应积极查明过敏原，避免再次吸入、接触或食入过敏物。

## 辅助按摩

哮喘是跟肺有很大关系的一种疾病。除用药物防治外，还可以按摩治疗。孔最穴是手太阴肺经的郄穴，按摩孔最穴有助于理气通肺，缓解症状。用力按揉孔最穴200下，有助于预防哮喘发作。

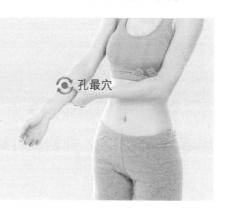

孔最穴

**3 按按脚**
**横膈膜反射区**

用拇指指腹推按足部横膈膜反射区3~5分钟。

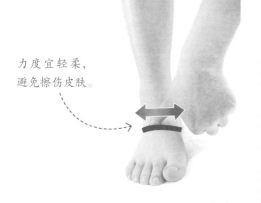

力度宜轻柔，避免擦伤皮肤。

**4 按按脚**
**喉、气管反射区**

用拇指指腹推按足部喉、气管反射区1~3分钟。

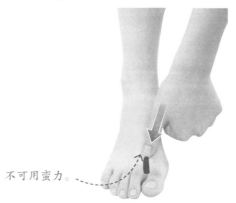

不可用蛮力。

- 忌食辛辣厚味，戒烟酒，对鱼、虾、螃蟹等易致过敏的"发物"应慎食，饮食一般宜清淡。
- 气候较为干燥的季节，尤其是冬春换季时，要避免过多吸入空气中的粉尘，出门最好戴口罩；避免去粉尘较多的场所。
- 出门要随身携带急救药物，以防急性发作而引发危险。

# 便秘

便秘是指每周排便少于 3 次，主要表现为排便次数减少、排便困难、粪便干硬，此病患者通常女性多于男性。

**1** 按按手
**肛管反射区**

用拇指指腹推按手部肛管反射区 1~3 分钟。

也可以用牙签刺激。

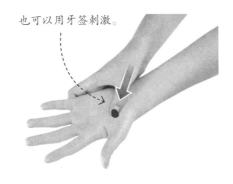

**2** 按按手
**膀胱反射区**

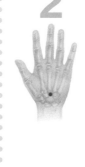

用拇指指腹推按手部膀胱反射区 1~3 分钟。

力度适中，不可过大。

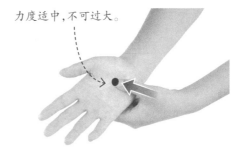

## 这样做！润肠通便 🔍

- 经常锻炼身体，做一些有氧运动，比如打羽毛球、跑步、跳操等，有助于促进胃肠蠕动，缓解便秘。
- 饮食清淡，多食粗纤维丰富的蔬菜和水果，多食富含 B 族维生素及有润肠功效的食物，比如粗粮、豆类、蜂蜜等；少食肥甘厚味、辛辣刺激性食物。

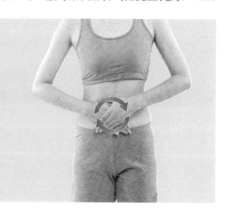

## 病位按摩

便秘多与胃肠动力不足有关，可绕脐揉腹。双手重叠，从右下腹开始绕脐，顺、逆时针各揉50圈，用力适中，均匀呼吸，有助于促进血液循环，增加胃肠蠕动，缓解便秘。

**3** 按按脚
**胃反射区**

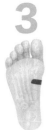

用拇指指腹推按足部胃反射区1~3分钟。

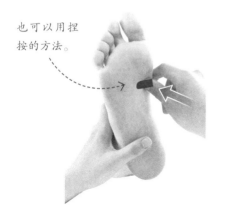

也可以用捏按的方法。

**4** 按按脚
**公孙穴**

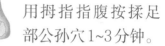

用拇指指腹按揉足部公孙穴1~3分钟。

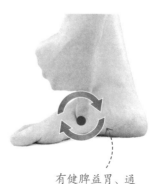

有健脾益胃、通调冲脉的功效。

- 多喝水，每日摄入水量（包括从食物中摄入）1.5~1.7升。也可以适量加点蜂蜜，有助于润滑肠道，促进肠道蠕动，改善大便干硬的状况。
- 定时排便，每天在固定的时间去蹲一蹲厕所，最好选择在清晨或餐后2小时，长期坚持，有助于形成排便反射，促进粪便排出，改善便秘。
- 保持愉悦的心情，有不好的情绪要尽快排解，不要积压在心中，以免情绪不畅导致脾胃不调，引起便秘。

# 腹泻

　　腹泻是一种常见症状，俗称"拉肚子"，是指排便次数明显超过平日习惯的频率，粪质稀薄，水分增加，或含未消化食物或脓血、黏液。腹泻常伴有排便急迫感、肛门不适、失禁等症状。

## 1 按按手
### 胃反射区

用拇指指腹按揉手部胃反射区 1~3 分钟。

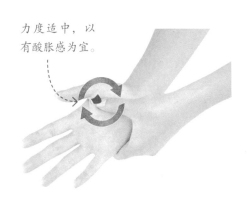

力度适中，以有酸胀感为宜。

## 2 按按手
### 商阳穴

用拇指指腹捏按手部商阳穴 1~3 分钟。

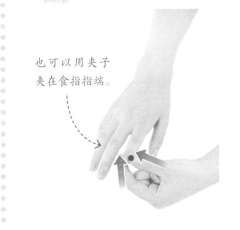

也可以用夹子夹在食指指端。

---

## 这样做！固肠止泻　🔍

- 腹泻期间少食含淀粉和脂肪过多的食物，不宜食生冷刺激与不易消化的食物。
- 应注意保暖，不要过度疲劳，饮食、生活要有规律。
- 腹泻的产生多是由于腹部受凉或贪食冷饮等导致的，可以用热毛巾敷腹部，有助于恢复胃肠温度，缓解不适症状。

## 病位按摩

　　腹泻是由于脾胃与大肠、小肠的功能失调引起的。按摩缓解慢性腹泻应以健脾和胃、温肾壮阳、疏肝理气为主。选取中脘穴、关元穴、气海穴，用手指指腹按揉，以培元固本、补益下焦，调节胃肠功能。

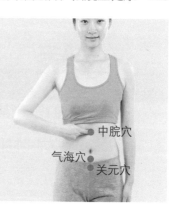

中脘穴
气海穴
关元穴

**3**

### 按按脚
### 腹腔神经丛反射区

用拇指指腹推按足部腹腔神经丛反射区3~5分钟。

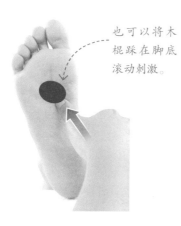

也可以将木棍踩在脚底滚动刺激。

**4**

### 按按脚
### 胃反射区

用食指关节推按足部胃反射区1~3分钟。

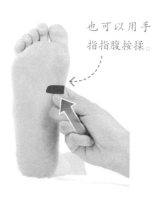

也可以用手指指腹按揉。

- 腹泻时不要盲目地使用止泻药，要针对病因治疗。如果是消化不良引起的腹泻，可以调理饮食；如果是胃肠道功能紊乱引起的腹泻，可以在专业医师指导下使用合适的药物。
- 腹泻一定要注意补充水分，腹泻严重时会导致脱水，可以适当补充一些淡盐水。

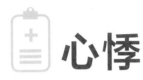

# 心悸

心悸是人们主观感觉心脏不舒服，在发生心悸时，会有心前区的不适感，感觉心跳加快、心慌等，是一种常见的心脏不适症状。

## 1 按按手
### 心反射区

用拇指指腹推按手部心反射区1~3分钟。

也可以用牙签点按刺激。

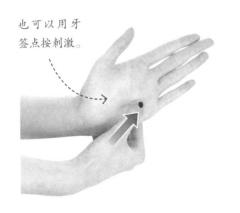

## 2 按按手
### 胸、乳房反射区

用拇指指腹推按手部胸、乳房反射区3~5分钟。

手背皮肤较薄，用力不可过重。

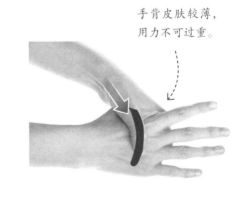

## 这样做！舒缓心悸 🔍

- 进行慢节奏的呼吸来缓解心悸。轻轻地吸气，慢慢地呼气，然后进行深呼吸，有助于缓解心悸、心慌的症状。
- 不能喝浓茶，也不宜喝咖啡。浓茶和咖啡里面的成分有兴奋血管、促进心肌活跃的功能，会使心悸的症状加重。
- 出现心悸的现象时要立刻休息，不宜做强度较大的活动。

## 病位按摩

中医认为，心悸是因外感或内伤，从而使气血亏虚、心失所养所致。可以按摩离心脏较近的膻中穴，双手推按膻中穴，以胀麻感向胸部发散为佳，可宽胸理气，有助于缓解心悸。

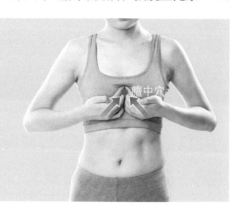

膻中穴

**3**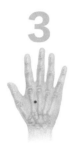
### 按按手
### 劳宫穴

用拇指指腹按揉手部劳宫穴 1~3 分钟。

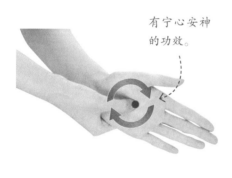

有宁心安神的功效。

**4**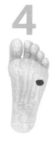
### 按按脚
### 心反射区

用食指关节推按足部心反射区 1~3 分钟。

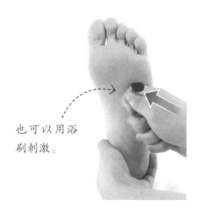

也可以用浴刷刺激。

- 出现了心悸的症状，一定要保证充足的睡眠，避免熬夜。
- 在工作、活动的时候尽量避免身体过度劳累，以免过多地消耗体力，使心跳速度加快。
- 控制好自己的情绪。大喜大悲、情绪落差大会增强神经活动的强度，加重心悸的症状。
- 平时要调整好饮食结构，营养均衡，每餐定时定量，不能暴饮暴食以及吃过于油腻、辛辣刺激的食物，多吃蔬菜、水果。

# 胃下垂

胃下垂是由于膈肌悬力不足，支撑内脏器官的韧带松弛，或腹内压降低，腹肌松弛，导致胃体下降到不正常的位置，并由此而产生的一系列胃肠不适症状。

**1** 按按手 **胃反射区**

用拇指指腹按揉手部胃反射区1~3分钟。

力度适中，不可用力过重。

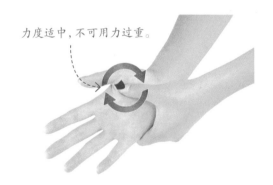

**2** 按按手 **胃脾大肠区反射区**

用拇指指腹推按手部胃脾大肠区反射区3~5分钟。

也可以用另一只手的小鱼际推擦。

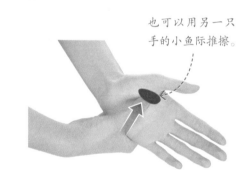

## 这样做！防胃下垂 🔍

- 宜少食多餐。由于胃下垂患者消化功能减弱，过多的食物入胃，必然会滞留于胃内引起消化不良。因此，每次吃较少的量，每天分多次进餐是较好的选择。
- 吃饭时细嚼慢咽，不要狼吞虎咽。胃下垂患者的胃壁张力下降，细嚼慢咽有利于消化吸收，增强胃蠕动和促进胃排空，缓解腹部不适。

## 病位按摩

胃下垂病位在上腹部，可选取附近的不容穴、中脘穴，用手指指腹按摩，或用双手重叠，用掌根摩揉上腹部，适当用力做顺时针环形摩揉，有助于健脾和胃。

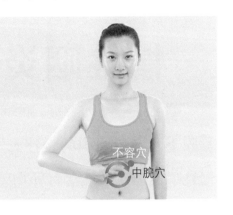

不容穴
中脘穴

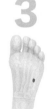

**3** **按按脚**
**脾反射区**

用拇指指腹推按足部脾反射区1~3分钟。

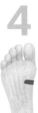

**4** **按按脚**
**胃反射区**

用食指关节推按足部胃反射区1~3分钟。

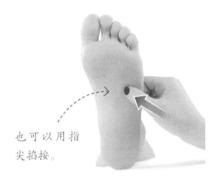

也可以用指尖掐按。

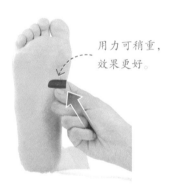

用力可稍重，效果更好。

- 进食的食物宜细软、清淡、易消化，比如煮透、煮软的面条；副食要剁碎炒熟；少吃生冷食物等。
- 吃完饭不要做剧烈运动。饭后立即做剧烈运动会抑制消化液分泌和消化管的蠕动，同时饭后胃的体积变大，长期如此就会造成胃下垂。
- 积极参加体育锻炼有助于防止胃下垂，体力和肌力增强可以增加胃张力，促进胃肠蠕动，改善症状。

# 慢性咽炎

　　咽炎是咽部的炎症，病位在于口咽后部。慢性咽炎是指咽部黏膜、黏膜下及淋巴组织的慢性炎症，常为上呼吸道慢性炎症的一部分。慢性咽炎患者咽部常有异物感、灼热感、干燥感、痒感等不适症状。

**1** **按按手**
**咽喉点**

用拇指指腹点按手部咽喉点 1~3 分钟。

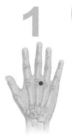

也可以用拇指指腹反复按揉。

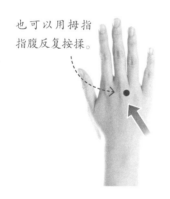

**2** **按按手**
**喉、气管反射区**

用拇指指腹点按手部喉、气管反射区 1~3 分钟。

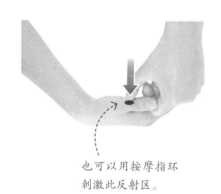

也可以用按摩指环刺激此反射区。

## 这样做！ 清咽利喉

- 经常进行体育锻炼，增强体质，多进行室外活动，呼吸新鲜空气。
- 避免接触对咽黏膜不利的刺激因素，比如粉尘、有害气体、质量较差的空气等，出门可以戴上口罩以避免吸入灰尘。
- 忌食辛辣刺激性食物，少吃口感黏腻的食物，戒烟戒酒。
- 饮食宜清淡，营养均衡，品类丰富；多喝水，多进食新鲜蔬菜和水果。

## 病位按摩

中医认为，慢性咽炎多属肺肾阴虚、气滞血淤，治疗应以滋阴清肺、清热降火、行气活血为主。用手指指腹按揉廉泉穴、翳风穴、下关穴，有助于改善咽部的血液循环，可消炎、利咽、止痛，改善不适症状。

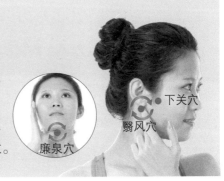

下关穴

翳风穴

廉泉穴

**3** **按按脚**
**喉、气管反射区**

用拇指指腹推按足部喉、气管反射区 1~3 分钟。

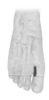

用力可稍重，以有酸胀感为宜。

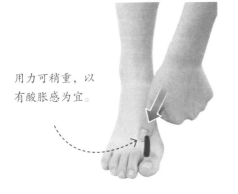

**4** **按按脚**
**扁桃体反射区**

用双手拇指相对捏按足部扁桃体反射区 1~3 分钟。

也可以用食指和拇指相对拿捏。

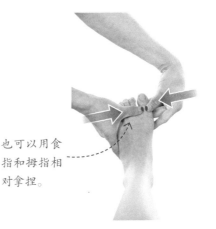

- 注意口腔和鼻腔的清洁卫生，以免一些病毒、细菌、脓液等波及咽部黏膜而导致咽炎。
- 避免长期过度用声。日常讲话比较多者，应学习一些正确发声的技巧。
- 预防上呼吸道感染，注意天气冷热变化，及时增减衣物，避免感冒，以免增加咽喉负担。
- 吃一些有润肺化痰、生津润燥功效的食物，比如梨、枇杷等。

# 口腔溃疡

　　口腔溃疡俗称"口疮"，是一种常见的发生于口腔黏膜的溃疡性损伤病症，多见于唇内侧、舌头、舌腹、颊黏膜、前庭沟、软腭等部位。这些部位的黏膜缺乏角质化层或角化较差，因此容易发生口腔溃疡。

## 1 按按手
### 舌反射区

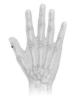

用拇指指腹推按手部舌反射区1~3分钟。

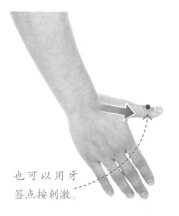

也可以用牙签点按刺激。

## 2 按按手
### 上、下颌反射区

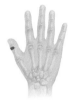

用拇指指腹推按手部上、下颌反射区1~3分钟。

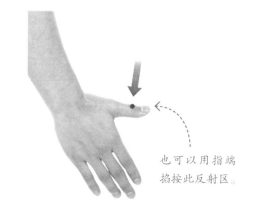

也可以用指端掐按此反射区。

## 这样做！消炎止痛　🔍

- 注意口腔的清洁卫生，早晚认真刷牙，饭后漱口，减少口腔细菌滋生。
- 掌握正确的刷牙方法，兼顾牙齿的外侧面、内侧面和咬合面，不要使用过硬的牙刷，以免划伤口腔黏膜而诱发口腔溃疡。
- 平时多运动，增强身体免疫力。免疫力下降易受到病毒侵袭，导致口腔溃疡。

## 辅助按摩

　　中医认为，口腔溃疡是由脏腑积热上攻，或气虚、阴虚、虚火上犯，或脾胃虚弱，湿邪阻滞中焦，郁而化热上蒸所导致。阳谷穴属于小肠经的穴位，按摩阳谷穴可以为身体输入阳气，对心火上炎的口腔溃疡效果明显。

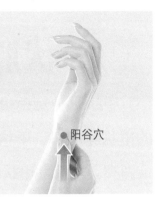

●阳谷穴

**3** 按按脚
**上颌和下颌反射区**

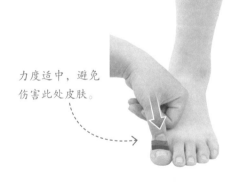

下颌
上颌

用拇指指腹推按足部上颌和下颌反射区1~3分钟。

力度适中，避免伤害此处皮肤。

**4** 按按脚
**内庭穴**

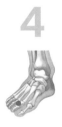

用拇指指腹按揉足部内庭穴1~3分钟。

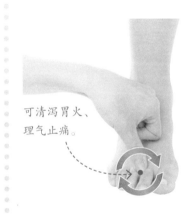

可清泻胃火、理气止痛。

- 保持乐观的情绪，及时排解压力；不熬夜，不过度劳累，保证充足的睡眠和休息。
- 补充维生素C、B族维生素，以及锌、铁、叶酸等微量元素。这些成分的缺乏会影响口腔黏膜消化黏液蛋白的合成，易导致口腔溃疡。
- 吃饭时细嚼慢咽，尤其是一些干硬、尖锐的食物，食用时更要慢慢咀嚼之后再吞咽，否则容易刮伤口腔黏膜，易造成创伤性口腔溃疡。

# 甲状腺肿

甲状腺肿是指由不同原因引起的慢性甲状腺肿大，是一种常见的甲状腺疾病。甲状腺肿可分为单纯性甲状腺肿和甲状腺功能亢进症两类。单纯性甲状腺肿可以通过按摩来缓解。

## 1 按按手
### 甲状腺反射区

用拇指指腹推抹甲状腺反射区 3~5 分钟。

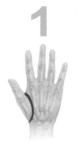

也可以用另一只手的小鱼际推擦。

## 2 按按手
### 头颈淋巴结反射区

（手背）

用拇指指腹点按手部头颈淋巴结反射区 3~5 分钟。

（手掌）

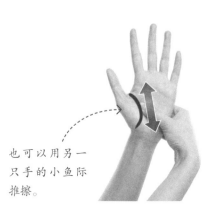

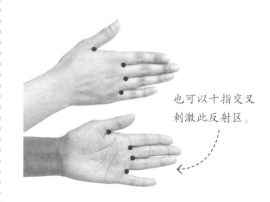

也可以十指交叉刺激此反射区

## 这样做！消肿散结 🔍

● 热敷肿胀部位，可以让肿胀的现象得到缓解，但是在消肿的过程中要注意清洁，以免出现发炎的情况。

● 碘摄入要适量。如果为碘缺乏引起的甲状腺肿，需确保平时摄入足够的碘，可适当食用加碘盐、海鲜和海藻等食物。如果为碘摄入过量而引起的甲状腺肿，则避免食用加碘盐、贝类、海藻和碘补充剂。

## 病位按摩

　　甲状腺肿属于中医"瘿病"的范畴，治疗以理气化痰、消瘿散结为主。选取颈部的扶突穴、天容穴，用手指指腹点按这些穴位，对单纯性甲状腺肿引起的胸闷、咳嗽、吞咽不适等症状有缓解的作用。

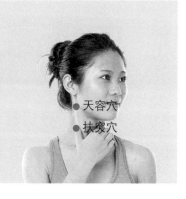

● 天容穴
● 扶突穴

**3** 按按脚
**甲状腺反射区**

用拇指指腹推按足部甲状腺反射区 3~5 分钟。

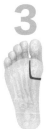

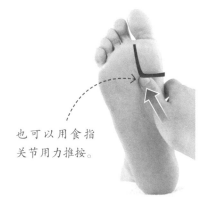

也可以用食指
关节用力推按。

**4** 按按脚
**颈部淋巴结反射区**

用拇指指腹推按足部颈部淋巴结反射区 1~3 分钟。

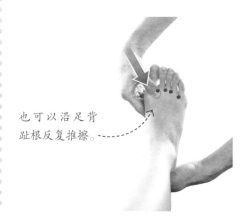

也可以沿足背
趾根反复推擦。

- 发现甲状腺明显肿大要及时就医，做相关检查，在医生的诊断指导下进行用药或手术。
- 保持乐观情绪，减轻压力，减少对神经系统的过度刺激，以免甲状腺素过度分泌。
- 远离诱发或加重患者病情的因素，定期监测甲状腺功能，积极防治并发症。

# 血糖高

血糖高一般指血糖值高于正常范围。空腹血糖正常值在 6.1 毫摩尔每升以下，餐后两小时血糖的正常值在 7.8 毫摩尔每升以下，如果高出这一范围，称为"高血糖"。典型的症状为"三多一少"，即多饮、多食、多尿、体重减少。

## 1 按按手
### 胃脾大肠区反射区

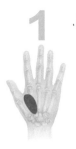

用拇指指腹推按手部胃脾大肠区反射区 3~5 分钟。

## 2 按按手
### 脾点、肾点

肾点
脾点

用拇指指腹推按手部脾点、肾点 1~3 分钟。

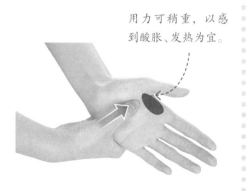

用力可稍重，以感到酸胀、发热为宜。

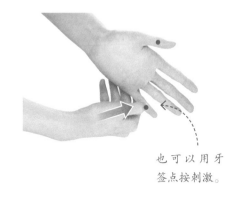

也可以用牙签点按刺激。

## 这样做！降血糖 🔍

- 血糖高者摄入食物时要避免升糖指数高的食物，控制热量。主食中加入粗粮，多食用新鲜蔬菜，少摄入含糖量高的水果，少摄入辛辣刺激和油腻的食物。
- 摄入足量水分，最好喝白开水；不喝含糖量高的饮料，不饮浓茶、咖啡。

## 辅助按摩

血糖高属于中医"消渴"的范畴，病在中焦，与脾胃的功能失常有关。可以选取背部足太阳膀胱经的脾俞穴、胃俞穴、三焦俞穴、气海俞穴、关元俞穴进行按摩，有助于疏调脏腑气机，达到阴阳平衡。

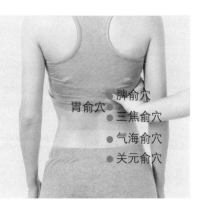

胃俞穴
脾俞穴
三焦俞穴
气海俞穴
关元俞穴

**3**

### 按按脚
### 胃反射区

用食指关节推按足部胃反射区 1~3 分钟。

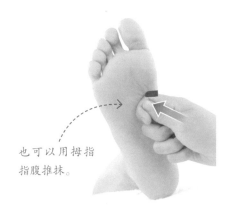

也可以用拇指指腹推抹。

**4**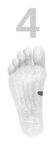

### 按按脚
### 胰反射区

用食指关节推按足部胰反射区 1~3 分钟。

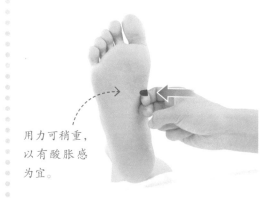

用力可稍重，以有酸胀感为宜。

- 选择适当的烹饪方法，减少用油量。主食类食物不可煮得太烂，否则会使血糖快速升高。
- 改变吃饭顺序。饭前先喝一碗清汤，润滑肠道，然后吃蔬菜，再食用肉类，最后食用主食类。三餐定时定量，不暴饮暴食。
- 多运动，有助于增强机体糖耐量，减轻胰岛负担，对降血糖有帮助。
- 关注自己的血糖状况，定期监测血糖，按时用药，若出现异常及时向医生寻求帮助。

# 血压高

　　血压受到多种因素的影响而波动，血压如果长期持续升高，会造成高血压，给身体带来危害。高血压常被称为"无声的杀手"，是常见的慢性病，也是心血管疾病的危险因素。

**1** **按按手**
**大脑反射区**

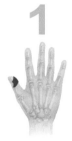

用拇指和食指指腹捏按手部大脑反射区1~3分钟。

用力可稍重。

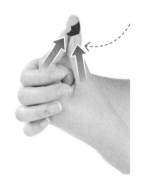

**2** **按按手**
**合谷穴**

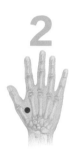

用拇指指端掐按手部合谷穴100~200次。

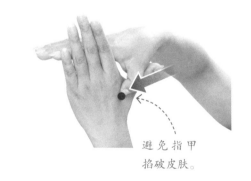

避免指甲掐破皮肤。

## 这样做！降血压 🔍

- 增加膳食中钾的摄入，比如富含钾的新鲜蔬菜、水果和豆类等。钾对协助维持血压的稳定及神经活动的传导起着非常重要的作用。
- 改变不良的饮食习惯，减少钠盐的摄入。这里的盐不仅指食盐，还包括各种调味品，比如味精、鸡精、酱油等，还有各种腌制食品中的钠盐。

## 辅助按摩

中医认为，高血压发病的原因主要与情志失调、饮食失节和内伤虚损导致肝肾功能失调有关。可选取心俞穴、肝俞穴，用双手拇指按压，力度以舒适为宜。

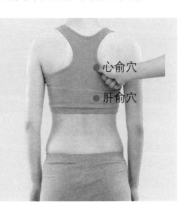

心俞穴
肝俞穴

**3**  **按按脚**
**心反射区**

用拇指指腹推按足部心反射区 1~3 分钟。

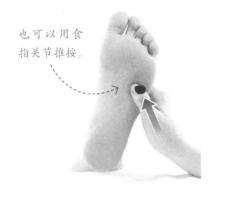

也可以用食指关节推按。

**4** **按按脚**
**涌泉穴**

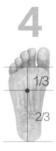

1/3

2/3

用食指关节按压足部涌泉穴 1~3 分钟。

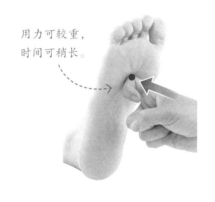

用力可较重，时间可稍长。

- 服用降压药的患者不可突然停药，也不可根据症状表现随意增减药物，以免引起血压波动，引发心血管危险。
- 控制体重，改善肥胖状况。肥胖是高血压比较典型的危险因素，可以通过饮食控制、运动锻炼来减重。
- 饮食宜清淡，少吃动物脂肪及内脏，戒烟戒酒。
- 减轻精神压力。情绪波动对血压的影响也较大，要避免情绪激动，学会管理情绪。

# 血脂高

　　血脂高是指血浆中的胆固醇和（或）甘油三酯水平升高，是一种全身性疾病。部分血脂高的人没有明显症状，严重的血脂高者可出现头晕、胸闷、乏力、嗜睡等症状。

**1** 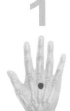 **按按手
肾反射区**

用拇指指腹推按手部肾反射区 1~3 分钟。

也可以用小球在掌中滚动刺激。

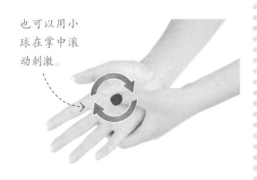

**2** 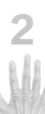 **按按手
膀胱反射区**

用拇指指腹推按手部膀胱反射区 1~3 分钟。

力度宜适中，以有酸胀感为宜。

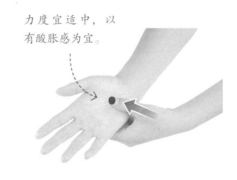

## 这样做！降血脂 🔍

● 控制饮食，少食富含脂肪、胆固醇的食物；适量多食富含膳食纤维的食物。
● 限制饮酒，以免血液中甘油三酯水平进一步升高。

## 辅助按摩

血脂高属于中医"心悸、胸痛、眩晕、头痛"等范畴。血脂高的人可选取肾俞穴、脾俞穴、血海穴、足三里穴，用手指指腹按揉，有助于促使体内的血液运行，降低血脂。

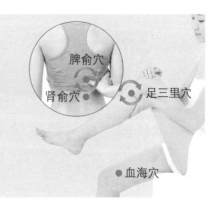

脾俞穴

肾俞穴

足三里穴

●血海穴

**3** 按按脚
**肾反射区**

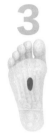

用食指关节推按足部肾反射区 3~5 分钟。

**4** 按按脚
**肝反射区**

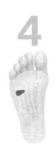

用食指关节推按足部肝反射区 1~3 分钟。

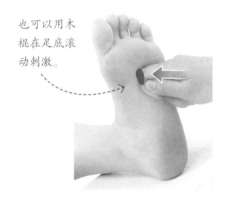

也可以用木棍在足底滚动刺激。

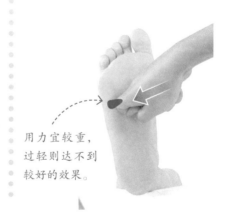

用力宜较重，过轻则达不到较好的效果。

- 坚持运动锻炼。运动不仅可以增强心肺功能、改善胰岛素抵抗和葡萄糖耐量，还可减轻体重、降低血浆三酰甘油和胆固醇水平。
- 控制体重。研究显示，肥胖人群的平均血浆胆固醇和三酰甘油水平显著高于同龄的非肥胖者，中心型肥胖者尤其要警惕。

# 颈椎病

颈椎病是一种以椎间盘退行性病理改变为基础的疾病，主要由于颈椎长期劳损、骨质增生，或椎间盘脱出、韧带增厚，致使颈椎脊髓、神经根或椎动脉受压，从而出现一系列功能障碍的临床综合征。

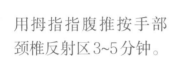

**1** **按按手**
**颈椎反射区**

用拇指指腹推按手部颈椎反射区3~5分钟。

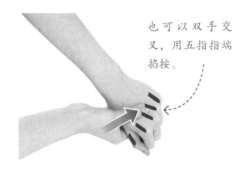

也可以双手交叉，用五指指端掐按。

**2** **按按手**
**颈项反射区**

用拇指指腹推按手部颈项反射区3~5分钟。

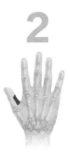

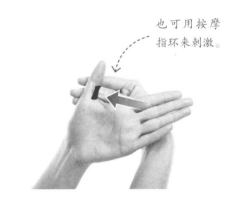

也可用按摩指环来刺激。

## 这样做！给颈椎减负 🔍

- 改变不良的生活习惯。避免侧卧在床上看书、看手机、看电视，避免走路时或乘地铁时低头看手机。改变不良的睡眠体位，避免使用过高的枕头。
- 夏天空调温度不要开得太低，避免冷风对着颈部直吹。平时也要注意颈部保暖，避免颈部受寒。

## 病位按摩

颈椎病病位在颈椎，取风府穴、肩外俞穴、肩中俞穴、天宗穴，用手指指腹按摩这些穴位，然后用掌根按揉整个肩胛部，有助于舒筋通络，放松颈部肌肉，改善颈椎酸痛，缓解颈椎病。

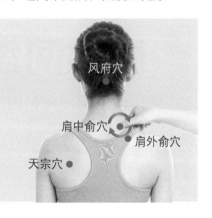

风府穴

肩中俞穴
肩外俞穴

天宗穴

**3** **按按脚**
**肩胛骨反射区**

用食指关节推按足部肩胛骨反射区 3~5 分钟。

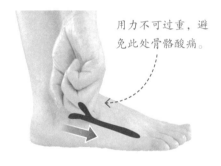

用力不可过重，避免此处骨骼酸痛。

**4** **按按脚**
**颈椎反射区**

用拇指指腹推按足部颈椎反射区 1~3 分钟。

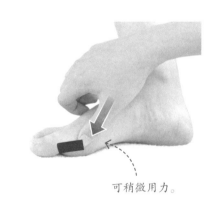

可稍微用力。

- 避免长期低头，经常活动颈椎。不要长时间保持同一个姿势不动，至少1 小时左右起来活动 5~10 分钟。
- 适当锻炼身体，增强体质。适度运动有助于健康，但不要做加重颈椎负荷的运动，比如倒立、翻跟头等。
- 保护好颈部，避免颈部受伤，比如乘车时要系好安全带，尽量避免在车上睡觉，以免急刹车时损伤颈椎。

# 腰椎间盘突出症

腰椎间盘突出症是因为腰椎间盘各部分（髓核、纤维环及软骨板），尤其是髓核，有不同程度的退行性改变后，在外力因素的作用下，椎间盘的纤维环破裂，髓核就会从破裂之处突出，刺激或压迫后方或椎管内的神经组织，则易引发腰部以及下肢的麻木和疼痛。

## 1 按按手
### 腰椎反射区

用拇指指腹推按手部腰椎反射区3~5分钟。

## 2 按按手
### 骶骨反射区

用拇指指腹推按手部骶骨反射区1~3分钟。

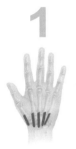

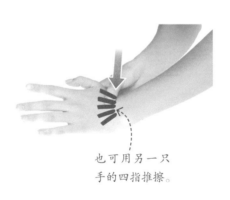

也可用另一只手的四指推擦。

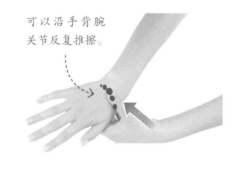

可以沿手背腕关节反复推擦。

## 这样做！减轻腰椎压力 🔍

- 平时要有良好的坐姿和站姿，"站如松，坐如钟"，腰部尽量保持平直，减少腰椎受力，不要同一个姿势保持时间过长，要适当地活动腰背部。
- 不要盘腿、跷二郎腿或单脚站立。长时间坐着或站立时，一定要定时起来活动一下。

## 病位按摩

腰椎间盘突出症的病位在腰部，用手指指腹按摩腰部的肾俞穴、腰眼穴、环跳穴，然后拿捏双侧腰肌，有助于缓解肌肉紧张的状态。按摩力度以感到微微酸痛为宜，不能用力过大，以免损伤腰部。

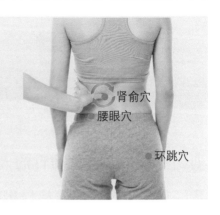

肾俞穴
腰眼穴
● 环跳穴

**3**
### 按按脚
### 骶椎反射区

用拇指指腹推按足部骶椎反射区 1~3 分钟。

用力可稍重，以有酸胀感为宜。

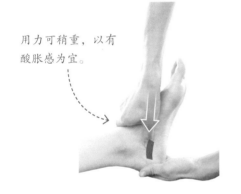

**4**
### 按按脚
### 腰椎反射区

用拇指指腹推按足部腰椎反射区 1~3 分钟。

也可以用食指关节推按。

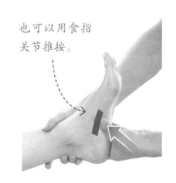

- 控制饮食，保持合理体重。体重增长会加重椎间盘承受的压力，肥胖者更容易患腰椎间盘突出症。
- 加强腰背肌肉训练，增加脊柱的内在稳定性，增强腰背力量。
- 睡觉的床不宜太软，腰椎间盘突出患者选用硬板床较为合适。
- 长期伏案的工作者需要注意桌、椅高度，定时变换姿势。
- 注意腰部保暖，腰部感染风寒也容易导致腰部不适症状。

# 网球肘

网球肘又称"肱骨外上髁炎"，是因外伤、慢性劳损导致的肘关节外侧前臂伸肌起点处肌腱发炎疼痛，它并非运动员的专利，只要是反复用力活动前臂的人都可引起网球肘，如家庭主妇、理发师及经常使用电脑的人都易患此病。

**1**  **按按手**
**肘关节反射区**

用拇指指腹按压手部肘关节反射区 1~3 分钟。

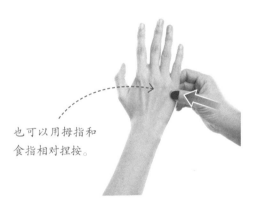

也可以用拇指和食指相对捏按。

**2** 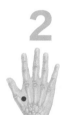 **按按手**
**合谷穴**

用拇指指腹按揉手部合谷穴 1~3 分钟。

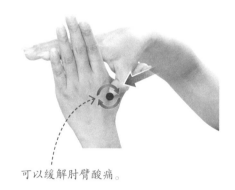

可以缓解肘臂酸痛。

## 这样做！减轻肘关节压力 🔍

- 疼痛发作时，应立即停止运动或正在进行的工作，注意休息。可用冰袋敷于肘关节外侧，有助于缓解疼痛。
- 平时可以热敷缓解肌肉酸痛，通过给予局部热刺激，使得血管扩张、血流加快，从而促进局部血液循环。

## 病位按摩

　　网球肘就是中医所说的"肘劳"，其病位在肘部及前臂，用手指指腹按揉手臂手三里穴、曲池穴，然后从腕部到肘部来回反复揉捏手臂，可缓解肘部疼痛。

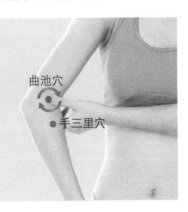

曲池穴

● 手三里穴

**3**

### 按按脚
### 肘关节反射区

用食指关节推按足部肘关节反射区1~3分钟。

也可以用拇指指腹推按。

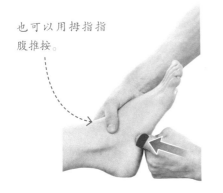

**4**

### 按按脚
### 肩关节反射区

用食指指腹按压足部肩关节反射区1~3分钟。

用力不宜过重，避免擦破皮肤。

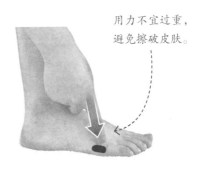

- 通过适当的方法锻炼前臂、大臂和肩部的肌肉力量，有助于稳定肘关节。运动时，要加强对肘关节的保护。
- 尽量避免做拧毛巾、提重物等需要肘部发力的动作。
- 可在专业医师指导下，在患处贴敷活血止痛膏药，可活血通络，缓解疼痛。

# 痛经

痛经，指行经前后或月经期出现下腹部疼痛、坠胀，伴有腰酸或其他不适，症状严重时会影响生活质量。痛经可通过手足按摩来缓解，适用于无器质性病变的痛经类型，经前 3 天开始按摩，每天 1~2 次。

**1**

按按手
## 子宫、阴道反射区

用拇指指腹推抹手部子宫、阴道反射区 3~5 分钟。

力度适中，以有酸胀感为宜。

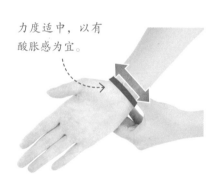

**2**

按按手
## 合谷穴

用拇指指尖掐按手部合谷穴 100~200 次。

用力不宜过重，以免指甲掐破皮肤。

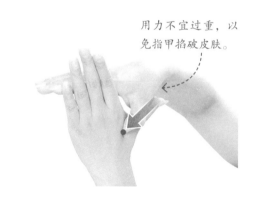

## 这样做！不痛经 🔍

- 女性在月经期间尽量不要生气，不要有过重的心理负担，要保持愉悦的心情。
- 一定要注意私处卫生，每天都要用温水清洗外阴，无特殊情况不建议用洗液，温水即可。

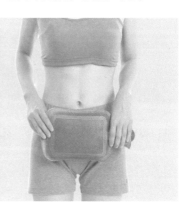

## 病位按摩

痛经病位在子宫、冲任，不通则痛，冲任气血不畅、胞宫气血流通受阻，则容易引起痛经，造成身体的不适。用热水袋敷腹部，可温暖腹部，温经活络，活血化瘀，缓解疼痛的症状。

**3** **按按脚** **子宫反射区**

用拇指指腹按揉足部子宫反射区 3~5 分钟。

**4** **按按脚** **太溪穴**

用拇指指腹按揉足部太溪穴 1~3 分钟。

也可以推抹此反射区。

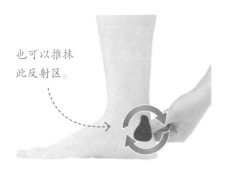

力度适中，用力不宜过重。

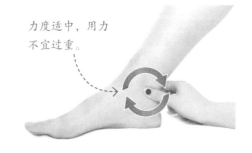

- 月经期要注意保暖，不用冷水洗浴。
- 在月经期，一定要少吃生冷、辛辣的食物，这些食物有可能会加重痛经的症状。
- 如果是因为身体其他疾病引起的痛经，一定要积极治疗原发疾病。

# 月经不调

　　月经的周期或经量出现异常，都称为"月经不调"，月经不调是困扰女性的常见病。生殖腺反射区和子宫反射区为"妇科反射区"，重点按摩这两个反射区，能够调理月经。

**1** 按按手
## 生殖腺反射区

用拇指指腹按揉手部生殖腺反射区1~3分钟。

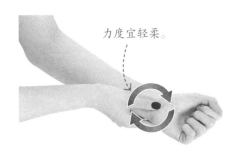

力度宜轻柔。

**2** 按按手
## 子宫、阴道反射区

用拇指指腹推抹手部子宫、阴道反射区3~5分钟。

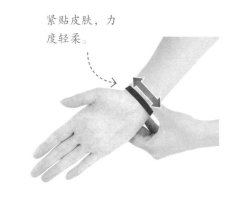

紧贴皮肤，力度轻柔。

## 这样做！调理月经 🔍

- 经期要防寒避湿，避免淋雨、游泳、喝冷饮等，尤其要防止下半身受凉，注意保暖。
- 保持适量、适度的运动对调理月经也有好处。运动能促进血液循环，对腹肌、盆腔肌交替收缩和舒张有积极作用，有助于改善人体机能，调理月经。

## 病位按摩

　　中医认为，女子为阴柔之体，以气血为先天，月经不调与气血不和有很大关系。气血虚，则容易导致月经不调，出现小腹绵绵作痛，还会伴有头晕、周身乏力等。可以选择按摩关元穴、中极穴、子宫穴等穴位来调理。

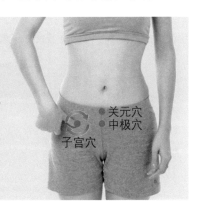

关元穴
中极穴
子宫穴

**3** **按按脚**
**生殖腺反射区**

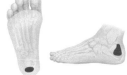

用拇指指腹按揉足部生殖腺反射区 3~5 分钟。

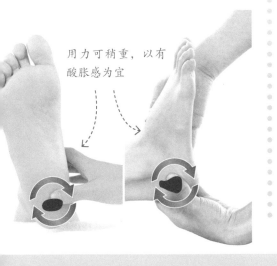

用力可稍重，以有酸胀感为宜

**4** **按按脚**
**子宫反射区**

用拇指指腹推按足部子宫反射区 3~5 分钟。

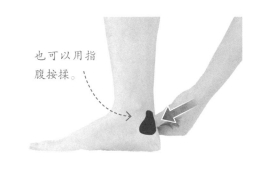

也可以用指腹按揉。

- 及时缓解精神压力，可以做一些事情来缓解不良情绪，比如听舒缓的音乐、到户外散步等。
- 改变不良的生活习惯，规律作息、早睡早起、不熬夜、戒烟戒酒。
- 不要过度减肥，保持合理的体脂率，脂肪是女性月经和生育的能量来源。

# 乳腺增生

乳腺增生与体内激素分泌失调有关，多由肝气郁结、冲任失调、气滞血淤所致。通过按摩手、足可以疏肝解郁、调理冲任、活血化瘀、消肿散结。

**1** **按按手**
**肝反射区**

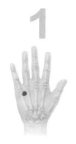

用拇指指腹按压手部肝反射区 1~3 分钟。

力度适中，反复按压。

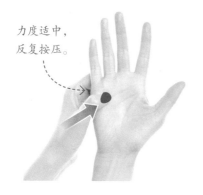

**2** **按按手**
**肾反射区**

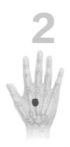

用拇指指腹按压手部肾反射区 1~3 分钟。

可以由此反射区向虎口方向推抹。

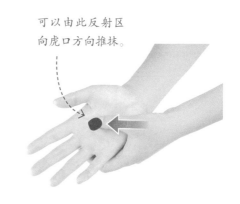

## 这样做！乳房不痛 🔍

● 不良的心理因素，比如过度紧张、忧虑、悲伤等，易造成神经衰弱，加重内分泌失调，使乳腺增生症状加重，故应避免各种不良的心理刺激，保持乐观的心态。

● 改变不良的饮食习惯，少吃油炸食品、动物脂肪、甜食，避免暴饮暴食，要多吃蔬菜、水果和粗粮。

## 辅助按摩

乳腺增生病位在胸部，中医认为，该病多由情志不调、郁怒伤肝、肝肾亏虚、冲任失调所致。可用空心掌轻轻拍打锁骨下的位置并按摩极泉穴，有助于疏通乳腺经络，理气止痛。

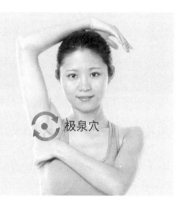

极泉穴

**3** 按按脚
胸（乳房）反射区

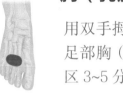

用双手拇指指端点按足部胸（乳房）反射区3~5分钟。

**4** 按按脚
太冲穴

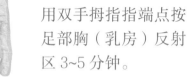

用拇指指端按压足部太冲穴1~3分钟。

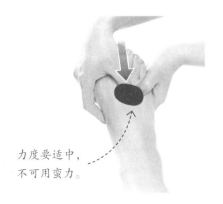

力度要适中，不可用蛮力。

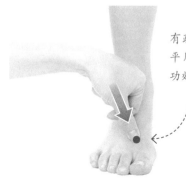

有疏肝解郁、平肝潜阳的功效。

- 合理作息，劳逸结合，避免熬夜，起居有时。
- 多运动，可以选择一些适合的有氧运动，有助于提高机体免疫力，增强机体抗病能力，还有助于缓解紧张的情绪。
- 定期体检，定期检查乳腺功能，防患于未然。

# 更年期综合征

更年期综合征是指女性进入更年期以后，因性激素分泌量减少而出现的症候群，常见的症状有月经紊乱、阵发性潮热等。按摩手、足有助于调节内分泌系统的功能，从而缓解症状。

**1** 按按手
## 心反射区

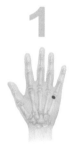

用拇指指腹推按手部心反射区 1~3 分钟。

**2** 按按手
## 肾点

用拇指指腹点按手部肾点 1~3 分钟。

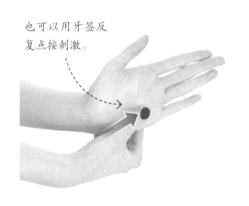

也可以用牙签反复点按刺激。

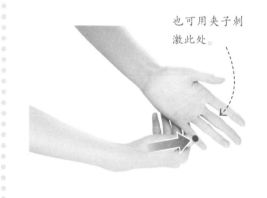

也可用夹子刺激此处。

## 这样做！平稳度过更年期 🔍

- 睡眠障碍是更年期综合征比较常见的表现，要平心静气，睡前不要吃得太饱，还可以睡前泡脚，有助于改善睡眠障碍，提高睡眠质量。
- 有规律地锻炼可以促进血液循环，提高身体的适应能力，有助于增强身体对外界气温的适应和调节能力，减轻潮热反应。

## 辅助按摩

更年期综合征多表现为潮热盗汗、五心烦热、腰膝酸软、失眠多梦、月经不调等症状。可以通过按摩心俞穴、肾俞穴、肝俞穴、脾俞穴，来补肾强精、平肝潜阳，从而改善身体不适。

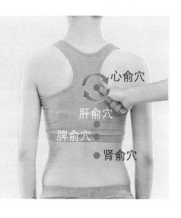

心俞穴

肝俞穴

脾俞穴

肾俞穴

**3** **按按脚**
## 肾反射区

用拇指指腹按揉足部肾反射区3~5分钟。

用力可较重，时间可稍长。

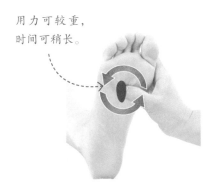

**4** **按按脚**
## 肾上腺反射区

用食指关节按揉足部肾上腺反射区1~3分钟。

按揉之后可以向足趾方向推抹。

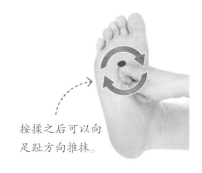

- 可在专业医师指导下用中药调理，滋阴清热。
- 吃易消化、有营养的食物，不偏食，不暴饮暴食，养成良好的饮食习惯。多喝水，补充水分，有助于促进排泄，清热降火。
- 及时舒缓情绪，保持乐观的心态。情绪焦躁时积极寻求帮助，向家人或好朋友倾诉，必要时还可以寻求心理医生的帮助。

# 带下病

　　带下的量、色、质、味发生异常，或伴全身、局部症状，称为"带下病"。按摩手、足调理带下病重在清热消炎、疏肝理气、补肾健脾、调和冲任，以增强机体的抗病能力。

## 1 按按手
### 肾上腺反射区

用拇指指腹推按手部肾上腺反射区1~3分钟。

力度适中，以有酸胀感为宜。

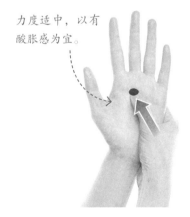

## 2 按按手
### 肝反射区

用食指关节扣击手部肝反射区1~3分钟。

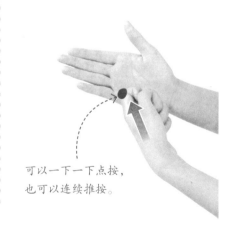

可以一下一下点按，也可以连续推按。

## 这样做！ 补元摄带 🔍

● 保持外阴清洁干燥，注意经期卫生，勤换洗内裤。

● 平时积极参加体育锻炼，增强体质，提高机体防病、抗病能力。

● 注意保暖，尤其是要做好下腹部保暖工作，防止风寒入侵。

## 病位按摩

中医认为，带下病的主要病因以湿邪为主，主要病机是任带两脉损伤或失养，重在调理任带二脉。选取任带二脉上的关元穴、中极穴、气海穴、带脉穴进行按摩，以微微透热为度，有助于调和气血，调治带下病。

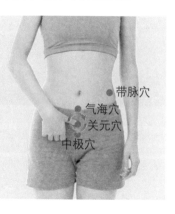

带脉穴
气海穴
关元穴
中极穴

**3**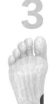

## 按按脚
### 膀胱反射区

用食指关节推揉足部膀胱反射区1~3分钟。

也可以用拿捏足跟的方法。

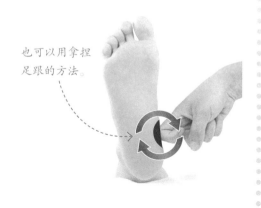

**4**

## 按按脚
### 垂体反射区

用拇指指腹按揉足部垂体反射区1~3分钟。

也可以用拇指和食指捏按此反射区。

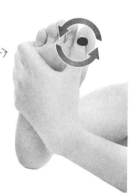

- 饮食清淡，不吃油腻、辛辣的食物；宜吃有健脾祛湿作用的食物，如莲子、丝瓜等。
- 月经期禁止游泳，防止病菌上行感染阴部。
- 洗澡提倡淋浴，厕所选择蹲式，以防止交叉感染。

# 崩漏

崩漏是指月经的周期、经期、经量发生严重失调的病症。发病急骤，暴下如注，大量出血者为"崩"；病势缓，出血量少，淋漓不绝者为"漏"。

**1**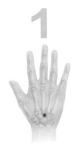

**按按手**
**膀胱反射区**

用拇指指腹按揉手部膀胱反射区1~3分钟。

力度适中，用力不要过轻，也不宜过重。

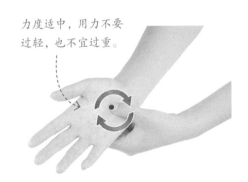

**2**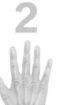

**按按手**
**子宫、阴道反射区**

用拇指指腹推抹手部子宫、阴道反射区3~5分钟。

推抹此处时力度要轻柔。

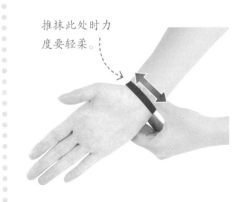

## 这样做！止血防崩 🔍

- 合理饮食，增加营养，多吃含蛋白质丰富的食物。
- 生活中劳逸结合，不参加重体力劳动和剧烈运动。适当运动，强健身体，增强机体免疫力和抗病能力。

## 辅助按摩

中医认为，本病的发生主要因冲任二脉损伤不能制约经血所致，而引起冲任二脉损伤的原因，以血热、脾虚、血淤为多见。可用手掌按于脐部，做逆时针和顺时针方向相互交替按揉，逆时针揉两圈，顺时针揉一圈，手法应轻，勿用重力。

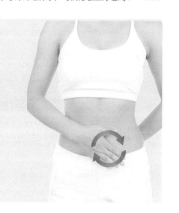

**3**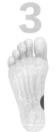
### 按按脚
### 膀胱反射区

用食指关节按揉足部膀胱反射区1~3分钟。

宜用重力，以有酸胀感为宜。

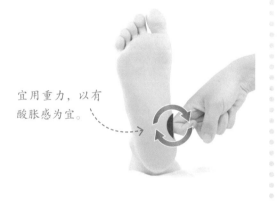

**4**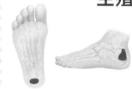
### 按按脚
### 生殖腺反射区

用拇指指腹按揉足部生殖腺反射区3~5分钟。

也可以用拿捏足踝的方法。

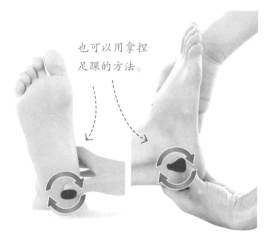

- 睡眠要充足，精神愉快，思想负担不要过重。
- 出血期勿过劳耗气，出血不止应及时处理，必要时及时就医，以免暴伤阴血。
- 流血期间注意外阴部卫生，避免性生活，以防感染。

# 阳痿

阳痿就是勃起功能障碍，是较常见的一种男性性功能障碍，指阴茎不能持续达到或维持足够的勃起以完成满意的性生活，病程3个月以上。按摩手、足有助于通经活络，促进激素分泌，改善阳痿症状。

**1**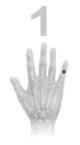

**按按手**
## 肾点

用拇指指腹掐按手部肾点 100~200 次。

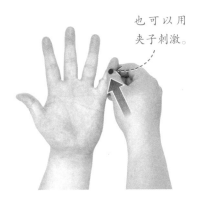

也可以用夹子刺激。

**2**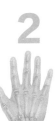

**按按手**
## 生殖腺反射区

用拇指指腹按揉手部生殖腺反射区 1~3 分钟。

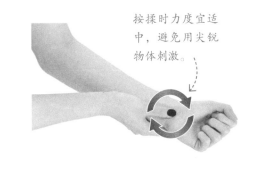

按揉时力度宜适中，避免用尖锐物体刺激。

## 这样做！改善阳痿 🔍

- 清淡饮食，加强营养，饮食结构要均衡全面，不吃寒凉的食物，尽量戒烟、戒酒。
- 节制性生活，避免各种类型的性刺激，戒绝手淫，治愈后也不能纵欲，否则易复患阳痿。

## 辅助按摩

阳痿可以通过按摩腰骶部来缓解，选取命门穴、肾俞穴，用手指指腹按摩，然后用双手推揉腰骶部，长期坚持，有助于补肾强精，改善阳痿。也可以用艾灸条灸这两个穴位，也有助于改善症状。

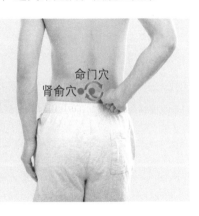

命门穴
肾俞穴

**3** 按按脚
**垂体反射区**

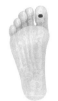

用拇指指腹推按足部垂体反射区1~3分钟。

也可以用牙签反复刺激。

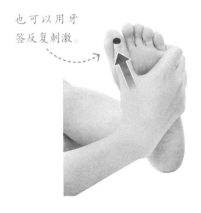

**4** 按按脚
**前列腺反射区**

用拇指指腹推按足部前列腺反射区3~5分钟。

也可以拿捏足跟并按摩此反射区。

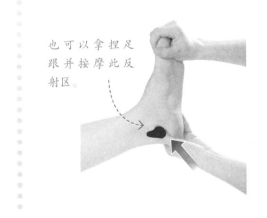

- 中医认为，阳痿可能是肾虚引起的，平时要保证充足的睡眠和休息，不要熬夜，避免劳累。
- 中医认为，人到中年，心肺之气渐虚，选择增强心肺功能的锻炼方式，可有效对抗自然衰老，缓解阳痿。
- 阳痿也有可能是心理因素引起的，平时保持心情舒畅，尤其是房事前后避免情绪紧张。

# 遗精

遗精是指无性交活动、无自慰时的射精现象。男性遗精是正常的生理现象，但是如果频率过高（连续数周，每周 2 次以上），且伴有萎靡不振、头昏乏力等现象，则需要就医。

## 1 按按手
### 前列腺、尿道反射区

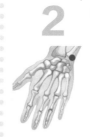

用拇指指腹推抹手部前列腺、尿道反射区 3~5 分钟。

也可以用手指反复按压此反射区。

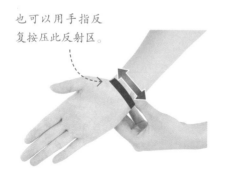

## 2 按按手
### 神门穴

用拇指指腹按揉手部神门穴 1~3 分钟。

有宁心安神、清心调气的作用。

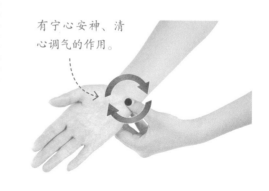

## 这样做！缓解遗精

- 睡前用温水清洗外阴，特别是阴茎包皮内的包皮垢应该清理干净，减少刺激，避免频繁遗精。
- 平时选择穿着较为宽松、透气的内裤，不要穿过于紧身的内裤，避免束缚生殖器官，导致生殖器官神经过于兴奋而引发遗精。

## 辅助按摩

按摩肾俞穴、心俞穴，可以清热除湿、交通心肾、补肾固精，可调节内分泌，调理性机能，有助于缓解遗精。用拇指指腹按揉这两个穴位，以有酸胀感为宜。

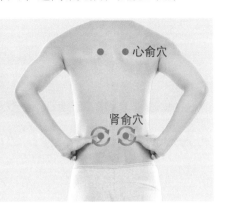

心俞穴

肾俞穴

**3**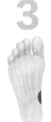

**按按脚**
**膀胱反射区**

用食指关节推按足部膀胱反射区1~3分钟。

力度宜大，可用重力刺激。

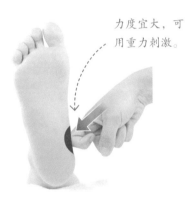

**4**

**按按脚**
**前列腺反射区**

用拇指指腹按揉足部前列腺反射区3~5分钟。

用力可稍重，以有酸胀感为宜。

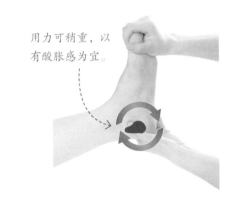

- 换下的内裤及时清洗，以免放得时间长了滋生细菌，在阳光下晾晒后及时收纳。
- 如果夜晚有尿意，不要憋尿，及时排尿，避免憋尿导致膀胱膨胀，从而刺激到性敏感神经，引发遗精。
- 养成每天早起早睡的习惯，在每天睡觉前可以适当地泡泡脚以促进睡眠。在夜晚睡眠时不可盖太重、太厚的被子，避免生殖器官温度太高。

# 尿频

尿频就是排尿频次增多，正常人每天排尿频次大约为 8 次，夜间为 0~2 次。如果排尿次数明显增多，则提示存在尿频。

**1** **按按手**
**肾反射区**

用拇指指腹按揉手部肾反射区 1~3 分钟。

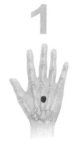

也可以用小球在掌中滚动刺激。

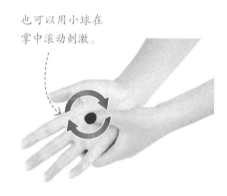

**2** **按按脚**
**肾反射区**

用拇指指腹按揉足部肾反射区 3~5 分钟。

也可以用食指关节推按。

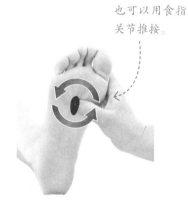

## 这样做！缓解尿频 🔍

- 不要憋尿，憋久了会使尿液浓度升高，尿中的细菌与废弃物可能会伤害尿道，易造成感染，引起尿频。
- 盆底肌肉松弛、膀胱弹性差也会引起尿频，锻炼盆底肌肉有助于改善尿频。可以缓慢夹紧肛门，直到会阴处也有紧绷感，持续 10 秒，再慢慢放松。一组 20 次，每天可以做 2~3 组。

## 辅助按摩

中医认为，尿频主要是由体质虚弱、肾气不足、膀胱气化不利等引起的。选取关元穴、气海穴、中极穴，用手指指腹按揉，以有酸胀感为宜，有助于益气补虚，改善尿频。

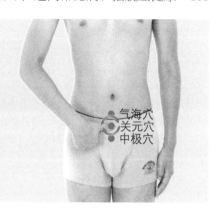

气海穴
关元穴
中极穴

**3** **按按脚**
**输尿管反射区**

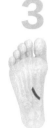

用拇指指腹推按足部输尿管反射区1~3分钟。

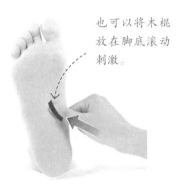

也可以将木棍放在脚底滚动刺激。

**4** **按按脚**
**膀胱反射区**

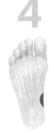

用食指关节推按足部膀胱反射区1~3分钟。

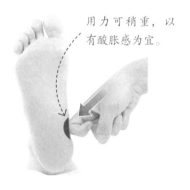

用力可稍重，以有酸胀感为宜。

- 避免一次性摄入大量的水分，喝水最好喝白开水；少饮咖啡、茶水、饮料。在睡觉前不要大量喝水，避免夜尿增多，影响睡眠。
- 维持情绪稳定，避免心理暗示而引起尿频。
- 戒烟戒酒。毫无节制地抽烟、喝酒，也易引起尿频。
- 多呼吸新鲜空气，经常进行户外运动。多做运动、多出汗可帮助排除体内多余的酸性有害物质，减少发病。

# 性欲减退

性欲减退是以性生活接应能力和初始性行为水平皆降低为特征的一种状态，表现为性欲望、性爱好及有关的性思考或性幻想缺乏。

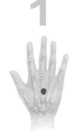

## 1 按按手
### 肾反射区

用拇指指腹按揉手部肾反射区 1~3 分钟。

也可以用牙签反复点按刺激。

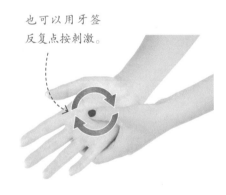

## 2 按按手
### 生殖腺反射区

用拇指指腹按揉手部生殖腺反射区 1~3 分钟。

用力不可过重，避免按疼腕关节。

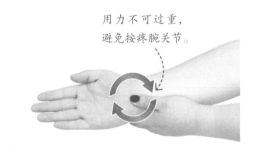

## 这样做！增强性欲 🔍

- 饮食调理。蛋白质和锌等的缺乏，可引起性功能减退，宜多吃些富含优质蛋白、多种维生素和锌的食物，有利于维持性功能的正常水平。
- 戒烟、戒酒。过度吸烟饮酒也会导致性功能减退、性欲下降。

## 辅助按摩

中医认为，性欲减退与肾虚弱、肾气不足等有关，可以按摩命门穴、肾俞穴、志室穴，以益气养血、益精补肾，长期坚持按摩，有助于改善性欲减退。

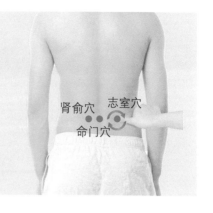

肾俞穴　志室穴
命门穴

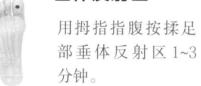

**3** 按按脚
**垂体反射区**

用拇指指腹按揉足部垂体反射区 1~3 分钟。

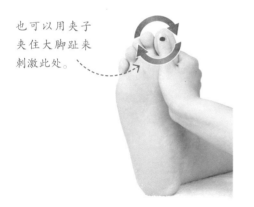

也可以用夹子夹住大脚趾来刺激此处。

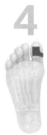

**4** 按按脚
**大脑反射区**

用拇指指腹推按足部大脑反射区 1~3 分钟。

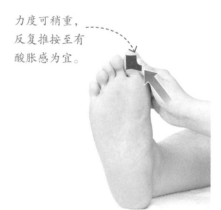

力度可稍重，反复推按至有酸胀感为宜。

- 性生活适度。长期无性生活或很少获得快感和满足者会性欲下降；过于频繁的性生活也会导致性欲下降。
- 进行心理干预，释放压力，舒缓情绪，保持良好的心态。长期处于某种不良精神状态的时候，容易出现性欲下降的现象。
- 早睡早起，规律作息，不熬夜。晚睡熬夜不仅会造成内分泌紊乱和雄性激素水平下降，还会抑制大脑性欲中枢神经，造成性欲下降和性功能障碍。